AF596380

RECHERCHES

SUR

LE CATARRHE,

LA

FAIBLESSE ET LA PARALYSIE

DE LA VESSIE.

DE L'IMPRIMERIE D'Ant. BAILLEUL.

RECHERCHES

SUR

LE CATARRHE,

LA

FAIBLESSE ET LA PARALYSIE

DE LA VESSIE.

Par M. F. LARBAUD,

Docteur en médecine de la Faculté de Paris, ancien professeur d'anatomie, membre de plusieurs Sociétés savantes, etc.

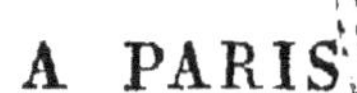

BIBLIOTHÈQUE IMPÉRIALE

A PARIS,

Chez
- Ant. BAILLEUL, imprimeur-libraire du Commerce, rue Helvétius, nº 71;
- GABON, libraire, rue de l'Ecole de Médecine, nº 2;
- LE NORMANT, libraire, rue de Seine, faub. St.-Germain, nº 8.

1812.

PRÉFACE.

Le catarrhe, la faiblesse et la paralysie sont les plus communes de toutes les maladies de la vessie chez les vieillards. Cette considération m'a déterminé à les étudier d'une manière particulière. Plusieurs médecins ont traité ces maladies, mais avec si peu d'étendue, que de nouvelles recherches ne m'ont point paru inutiles.

J'ai d'abord exposé les vices de conformation de la vessie; ils se divisent en naturels et en morbifiques. Les uns et les autres sont curieux, et les derniers ne m'ont point paru étrangers à mon sujet.

J'ai ensuite indiqué le rang que le catarrhe de la vessie doit occuper en nosologie; et le divisant en trois degrés, j'ai exposé les symptômes de chacun. J'ai présenté les causes suivant l'ancienne division, pour en faire remarquer les vices. Celle que j'ai proposée m'a paru plus propre à donner des idées justes sur chaque cause, et à faire varier convenablement les moyens curatifs.

Avant de passer au prognostic, j'ai rapporté l'opinion de quelques auteurs sur la nature de la maladie du catarrhe de la vessie, et sur la possibilité de l'exfoliation de la membrane muqueuse de ce viscère, avec une observation sur laquelle on peut se fonder pour l'admettre.

Le traitement est l'article le plus étendu, parce qu'il a fallu rappeler les principes que j'avais établis, et la pratique des médecins que j'avais cités, pour me diriger dans le choix des moyens de guérison.

La division de la paralysie de la vessie en incomplette et en complette, m'a paru vicieuse. On verra si celle que je propose est à préférer.

Sachant qu'une préface est toujours lue avec impatience, je n'entrerai pas ici dans le détail de quelques remarques critiques et de quelques considérations nouvelles qui pourront se trouver dans le cours de ce petit traité.

RECHERCHES
SUR LE CATARRHE,
LA
FAIBLESSE ET LA PARALYSIE
DE LA VESSIE.

VICES DE CONFORMATION DE LA VESSIE.

Il est peu d'organes qui présentent autant de variations dans l'état naturel, et qui soient susceptibles d'autant de lésions, dans l'état de maladie, que la vessie.

VICES DE NAISSANCE.

Il est des sujets chez lesquels la vessie manque tout-à-fait. Dans les *Transactions philosophiques* (1), on trouve l'histoire d'un jeune homme qui vécut dix-sept ans, jouissant d'une bonne santé, sans avoir jamais uriné par la verge. L'urine s'évacuait par l'anus ; ce qui donnait lieu à une diarrhée continuelle, mais peu incommode.

Binninger (2) assure que dans un cadavre dont il fit l'ouverture en présence de plusieurs hommes de l'art, il ne trouva point de vessie, et qu'un stylet introduit dans l'urètre, passa alternativement dans l'un et l'autre uretères. Il fendit ensuite les reins, introduisit la sonde dans le commencement de chaque uretère, jusque dans l'urètre, et les incisa sur son trajet : ainsi il s'assura et démontra bien évidemment qu'il n'y avait aucun corps intermédiaire entre les conduits et l'urètre. Les reins furent trouvés très-amples : ce qui pouvait être attribué avec plus de raison au vice d'organisation qu'à un calcul rendu spontanément.

On a observé quelquefois que la vessie ne se forme pas complettement, et ne présente

(1) Vol. 7.

(2) Elementa physiolog., tome 7, p. 297.

pas une cavité propre à recevoir et à contenir l'urine.

Blasius (1), Stalpart, Vanderwiel (2), Bartholin (3) rapportent qu'ils ont vu la vessie manquer de sa partie antérieure; la postérieure se présentant à nu hors du ventre, et formant un fongus rougeâtre plus ou moins saillant et sans tégumens. Ce fongus présentait deux petits trous auxquels répondaient les uretères, et par lesquels l'urine sortait involontairement et goutte à goutte.

Il y a des exemples de ces vices de conformation dans les *Essais d'Edimbourg* (4), dans le *Journal Encyclopédique* (5), dans le *Journal de Médecine de Paris* (6), et dans les *Mémoires de l'Académie des sciences de Paris*, année 1761, où l'on rapporte une observation de Lemery, faite en 1741, et trois phénomènes de la même nature observés par M. Ténon. On trouve aussi de

---

(1) Part. 4, observ. 6.

(2) Tom. 2 de ses observat., p. 256.

(3) Centur. 2, hist. 65.

(4) Tom. 3, p. 157.

(5) Août 1756.

(6) Tom. 5, p. 108; tom. 27, p. 26.

ces exemples dans le second volume des *Commentaires de médecine*, par une société de médecins d'Edimbourg.

Chez les sujets où la vessie est incomplette, les uretères sont très-dilatés dans toute leur longueur, et rétrécis près de leur orifice externe. Plusieurs observations démontrent que les individus qui ont ce vice de conformation, peuvent vivre long-tems, jouissant d'une bonne santé, et n'éprouvant d'autre incommodité que celle qui résulte d'un écoulement d'urine continuel. Ils sont absolument inhabiles à la reproduction, et ils n'éprouvent aucun desir pour cet acte.

L'observation suivante, extraite de l'*Abrégé des Transactions philosophiques*, par M. le professeur Pinel, mérite d'être rapportée. « Dans une maison de campagne » nommée Okely, naquit en 1711, une petite » enfant au dos de laquelle, vers les ver- » tèbres inférieures, il parut une tumeur » indolente qui conservait la couleur de la » peau, et qui était de la grosseur d'un petit » œuf; cette tumeur augmenta avec l'âge, » en sorte que vers l'âge de dix-sept ans, elle » avait la forme d'une vessie de veau dis- » tendue par l'air, mais sans aucune appa-

» rence de col. En 1728, cette tumeur égalait en grosseur la grandeur d'une vessie de bœuf. Le 29 janvier, lorsque cette fille fut couchée dans son lit, cette tumeur se creva, et il en sortit une grande quantité de liqueur analogue à l'urine. En l'examinant de près, nous y trouvâmes des tuniques (1), et à l'intérieur une matière muqueuse. Elle offrait en outre des uretères, des veines, des artères telles que celles que la vessie présente ordinairement. On y trouvait une certaine communication avec les parties internes, par un trou du diamètre du petit doigt, par lequel elle recevait les vaisseaux dont je viens de parler. Le 2 février 1728, cette petite fille mourut vers les dix heures du soir; mais les parens se refusèrent à l'ouverture du corps, et il y a apparence que si elle eût été faite, on aurait trouvé dans l'abdomen le col de cette vessie, et on n'aurait pas trouvé d'autre vessie dans l'abdomen. Après la rupture de cette tu-

---

(1) Cette observation a été communiquée par M. Budgen.

» meûr, cette jeune personne n'urina plus » par le conduit naturel. »

On a observé chez de jeunes personnes ayant une vessie bien conformée, que l'urine ne pouvant s'évacuer par l'urètre, refluait et s'évacuait par l'ouraque. En 1701, Littre communiqua à l'Académie des sciences l'observation d'une fille de douze ans qui avait presque toujours rendu l'urine par le nombril, et chez laquelle le col de la vessie était bouché par une chair fongueuse.

Voici une observation dont le style suffit pour en garantir la vérité. « En 1550, dit » Cabrol (*Observ.* 20), estant à la suite de » Monseigneur de Montmorency, dans la » ville de Beaucaire, sur les quatre heures » du soir, fut faict un salue d'arquebuzades » pour la garde de la ville, au-devant de la » porte de Mademoyselle de Varie, où pour » lors j'estois assis avec plusieurs demoy- » selles, ceste scoppeterie (1) apporta un » dommage particulier, car le papier de » l'une de ces arquebuzades donnant sur le » sable, rejaillit sur le visage et sur les » mains de trois ou quatre, dont je fus

(1) Scoppeterie, bruit éclatant d'arquebusades.

» appellé pour panser la plus blessée : en
» la pansant, je sentis une puanteur d'urine
» si forte que je fus presque contraint sans
» acheuer de la panser, ne sachant toutesfois
» bonnement juger d'où procédoit ceste
» féteur, ou de la blessée ou d'une autre
» qui tenoit la chandelle; mais bientost après
» je fus esclaircy de ce doute par Mademoy-
» selle de Varie, qui m'asseura que c'estoit
» celle qui m'esclairoit qui puoit ainsi, et
» que son pere donneroit volontiers la moy-
» tié de son bien et qu'elle fust bien guérie.
» Je la priai de me la faire voir, et je m'of-
» fris d'apporter tout le remede que je pour-
» rois à son mal. Sur ceste asseurance elle
» me fut présentée le lendemain matin, et
» trouvai son ombilic alongé de quatre
» doigts et semblable à la creste d'un coq
» d'Inde, et qu'elle pissoit ordinairement
» par l'ouraque. Enfin ayant recogneu son
» mal, mon appareil estant prest, sur le point
» que je voulois commencer l'opération,
» je me representay tout-à-coup le danger
» qui en pouvoit advenir, et que la mort
» seroit inévitable en fermant le trou d'en
» haut, si on ne donnoit issue à l'urine par
» le conduit d'embas; mais la pitié fut à

» l'exhibition des pièces, car la patiente qui » pouvoit estre aagée de dix-huit à vingt » ans, n'y vouloit aucunement entendre : » enfin vaincue des prières du pere et de » la mere, consentit d'en faire la montre ; » je trouvai l'orifice de la vescie fermé d'une » membrane espesse d'un teston au plus, » le reste bien formé, qui fut cause que je » m'attaquay premierement à ceste partie » inférieure, et ayant faict l'ouverture, lui » mis une cannule de plomb, jusqu'au de- » dans du corps de la vescie pour tenir le » conduict libre, et faire que l'urine eust » son naturel passage par là : le lendemain » je proceday à l'opération de l'ombilic et » y fis une ligature pareille à celle des opé- » rateurs lorsqu'ils couppent une entérocele, » car je fis passer l'éguille trois fois par un » mesme trou, en embrassant la seconde » un des costés tant seulement, et la tierce » l'autre, avec un filet fort et bien ciré; » cela faict je coupai près de la ligature, » cautérisay le bout, et l'escharre tombé, le » traictai avec détersifs et dessicatifs comme » ès autres ulceres, et fut entierement guérie » dans douze jours : par ainsi je m'acquittay » fidelement de la promesse que j'avois fait

» de la guérir : mais je me vis frustré de
» celle de Mademoiselle de Varie, la moitié
» du bien du pere estant convertie en un
» double ducat qui me fut donné pour le
» salaire de ma peine. »

J'ai vu un enfant chez lequel l'urine sortait par l'ouraque.

MULTIPLICITÉ DES VESSIES.

Blasius (1) rapporte avoir vu une double vessie chez un adulte mort phthisique. Ce vice ne paraissait pas extérieurement. Blasius ne le découvrit qu'après avoir ouvert la vessie qu'il trouva divisée suivant sa longueur, en deux cavités distinctes jusqu'à l'urètre, par une cloison membraneuse et épaisse. Ces deux cavités avaient chacune un uretère. Il fut démontré par la dissection qu'il y avait réellement deux vessies, la cloison longitudinale n'ayant paru formée que par l'union intime de leurs côtés.

Molinetti (2) rapporte avoir vu cinq vessies chez une femme, autant de reins et six ure-

---

(1) Observat. 19, p. 50, tab. 6, fol. 12.

(2) Dissertat. anat. path. lib. 6, c. 7.

tères, deux s'ouvrant dans la plus grande de ces vessies, laquelle recevait l'urine versée dans les autres par les uretères correspondans. Il est très-rare de trouver plusieurs vessies dans l'homme.

VICES DE LA VESSIE,

RELATIFS A SA FIGURE, A L'ÉPAISSEUR ET A LA DISTENSION DE SES PAROIS.

La vessie paraît quelquefois divisée en deux ou trois parties; d'autrefois elle est inégalement bosselée.

Haller (1) a vu la vessie très-resserrée dans sa partie moyenne. Elle a présenté la forme d'un prisme à Morgagni (2). Cet observateur rapporte (3) avoir vu ce viscère ayant deux fois sa longueur naturelle, et aussi large à son sommet qu'à son bas-fond.

Les maladies qui peuvent faire changer la forme de la vessie, sont les hernies de ses parois, son renversement, ses adhérences

(1) Elementa physiolog., lib. 26, p. 307.

(2) De sedib. et caus. epist. 60, art, 12.

(3) Ibid. epist. 69, art. 12; epist. 52, art. 35.

contre nature aux intestins ou aux muscles droits de l'abdomen, sa compression par des tumeurs voisines, par du sang ou des humeurs épanchées, et par les corps étrangers qui peuvent se trouver dans sa cavité.

La capacité de la vessie est susceptible d'éprouver de très-grands changemens. Elle peut être considérablement diminuée ou augmentée.

M. Portal (1) disséquant à Montpellier le cadavre d'une femme de soixante ans, a trouvé la vessie aussi peu volumineuse qu'une petite noix, et ne présentant, pour ainsi dire, aucune cavité. Les parois avaient l'épaisseur d'un écu de six livres, le col était racorni et semblable à du parchemin brûlé, les reins étaient livides, leurs vaisseaux gorgés de sang, les uretères très-gros et remplis d'urine.

En faisant l'ouverture des cadavres de personnes qui avaient eu des maladies des voies urinaires, j'ai trouvé plusieurs fois la vessie racornie et ne présentant que le volume d'un œuf.

---

(1) Academ. des scienc., ann. 1770.

CAUSES

DE LA DIMINUTION DU VOLUME DE LA VESSIE.

La vessie perd de sa capacité par une disposition à uriner fréquemment, surtout par un état morbifique des reins, par une irritation fixée sur ce viscère, par un calcul ou autres corps étrangers propres à déterminer de fréquentes contractions, et par toutes les causes qui peuvent ralentir ou troubler la sécrétion de l'urine.

L'incontinence d'urine et les fistules vésicales ne permettant pas à l'urine de séjourner dans la vessie et d'y renouveler un état de distension, lui font aussi perdre beaucoup de sa capacité.

Les vices de conformation de la vessie, par excès de distension, sont encore plus étonnans que ceux qui consistent dans la diminution de sa capacité. Smellie (1), Bloch (2) citent des exemples de distensions de la vessie qui avaient tellement augmenté le volume du ventre, qu'au premier aspect

(1) Traité des accouchem., tom. 2, p. 150.
(2) Biblioth. du Nord, tom. 1, p. 56.

les malades paraissaient avoir une ascite. Kœnig (1) parle d'une jeune fille que l'on croyait hydropique, et qui rendit neuf livres d'urine retenue dans la vessie.

L'observation de Maigrot, rapportée par Chopart (2), prouve que la vessie peut se distendre au point de contenir douze livres d'urine.

Haller (3) dit que la vessie d'un homme qui s'était livré aux excès du vin, avait une capacité propre à contenir vingt livres d'urine. Il y a plusieurs autres exemples de distensions considérables de la vessie. Je n'ai cité que les plus frappans.

Lorsque l'urine est retenue chez les enfans, la vessie peut se dilater au point de contenir plus de deux livres d'urine. Saviard ayant sondé une fille de dix-huit mois qui n'avait pas uriné depuis six jours, il sortit plus d'une pinte d'urine. *Observ.* 86, *p*, 395.

Dans l'état de santé, l'homme rend en une seule fois depuis un demi-setier (souvent il

---

(1) Lith. spec. epist. 2.

(2) Maladies des voies urin., p. 25.

(3) Elementa physiolog., lib. 26.

en rend moins) jusqu'à une pinte ou deux livres.

Le peu de sensibilité de la vessie et la rareté de ses contractions, sont les causes de sa distension.

L'épaisseur des parois de la vessie augmente par toutes les causes de la petitesse de sa capacité rapportées ci-dessus.

Chez les vieillards, la vessie étant toujours très-petite est quelquefois racornie. Les parois ont nécessairement une épaisseur plus ou moins considérable. On cite des exemples d'une épaisseur de six, et même de huit à neuf lignes, ce qui est prodigieux, les parois de la vessie, dans l'état naturel, n'ayant qu'une épaisseur d'une ligne et demie, ou deux et demie au plus.

Camerarius (1) dit avoir vu une vessie dont les parois avaient une épaisseur de deux pouces, et dont la cavité n'était pas plus considérable que celle d'une noix.

J'ai souvent observé que les parois de la vessie avaient une épaisseur considérable chez les personnes qui avaient été affectées de fistules et de rétentions d'urine chroniques.

---

(1) Ephem. natur. curios. centur. 3.

L'épaisseur considérable des parois de la vessie a été aussi observée chez les individus dont la vessie avait éprouvé une grande distension. Morgagni en donne plusieurs exemples, *De sedib. et caus. epist.* 4, *art.* 13; *epist.* 42, *art.* 39; *epist.* 49, *art.* 18.

Il est bien facile d'expliquer l'épaisseur des parois de la vessie, quand elle a perdu beaucoup de sa capacité; mais quand elle a été très-distendue, on ne peut s'en rendre raison qu'en admettant que l'urine retenue dans le viscère excite un stimulus qui, sans être assez vif pour déterminer ses contractions, fait affluer plus abondamment les liquides dans sa membrane interne, et en augmente ainsi la substance. Ce qui peut servir de fondement à cette opinion, c'est qu'il n'y a que cette membrane dont l'épaisseur soit augmentée, comme l'a observé Morgagni, *De sedib. et caus. epist.* 41, *art.* 6.

Ce phénomène paraîtra moins surprenant, si l'on considère qu'au milieu des plus grands désordres, la nature veille toujours à la conservation de l'individu, et que l'épaississement de la membrane interne de la vessie devient nécessaire, lorsque ce viscère est très-distendu, pour prévenir une rupture qui serait nécessairement mortelle. Il est vrai que cet épaississement est porté au-delà du degré naturel, mais en faisant des efforts pour conserver la vie, la nature va quelquefois au-delà de son but.

DU CATARRHE DE LA VESSIE.

Avant d'exposer les symptômes du catarrhe de la vessie, je vais indiquer le rang qu'il doit occuper en nosologie.

CLASSIFICATION.

Le catarrhe de la vessie n'a pas toujours été considéré comme une maladie essentielle, mais comme un symptôme accidentel d'une autre maladie. Il est traité à l'article *Ischurie*, par Ettmuller, ainsi que par Cullen (*Nosologia Cullenis*), qui en a fait l'espèce *ischurie muqueuse*.

Sauvages (*Synopsis nosologiæ*) le range dans le genre Pyurie, dont il fait la 5me et la 6me espèce, sous le nom de *Pyurie visqueuse et muqueuse*.

Linnée (*Genera morborum*) nomme le catarrhe *glaires de la vessie*.

Lieutaud est le premier qui lui ait donné le nom de fluxion catarrhale. Cette dénomination n'a point été changée par Chopart, qui a divisé le catarrhe de la vessie en deux espèces, l'une aiguë et l'autre chronique.

M. Pinel l'a placé parmi les phlegmasies muqueuses. C'est ici le cas de remarquer que la même maladie peut appartenir à deux classes différentes. Il n'y a évidemment que le catarrhe aigu qui puisse être considéré comme une phlegmasie. Le chronique n'offre aucun des symptômes qui caractérisent les maladies de cette classe; et si, suivant une classification d'après laquelle il s'y trouverait placé, on le traitait par les antiphlogistiques, l'expérience apprendrait bientôt que la nature lui a marqué une autre place. Celui qui a été produit par l'excès des boissons adoucissantes, par exemple, appartient-il à la classe des phlegmasies?

A l'article *du traitement*, il sera démontré qu'il existe une différence essentielle entre les remèdes généraux de cette maladie et ceux des phlegmasies. Par cette différence, le catarrhe chronique se trouve nécessairement exclu de la classe qui renferme le catarrhe aigu, quand même il en serait une dégénération.

On divise le catarrhe chronique en deux espèces ; l'une dépendante d'une irritation locale, et l'autre de l'atonie de la vessie. Quoique cette division soit bien fondée, il ne faut pas se borner aux règles qu'elle fournit pour se diriger dans le choix des moyens curatifs. Il ne suffit pas de savoir que le catarrhe chronique de la vessie dépend d'une irritation locale, ou d'un état d'atonie ; il faut encore rappeler les causes particulières, et considérer la manière dont elles agissent. Ce n'est que dans ces sources que l'on peut puiser les indications qu'il faut remplir. En traitant le catarrhe dépendant de l'atonie, il est nécessaire de savoir si cette atonie est l'effet des diurétiques ou des boissons relâchantes, des spiritueux ou de l'abus du coït, etc.

La division du catarrhe aigu en simple et en compliqué de cystite, me paraît tout à la fois inutile et difficile à établir. Le même organe peut-il être en même tems le siége de deux inflammations un peu considérables ? Il faut cependant admettre la possibilité de cette complication, puisqu'on en cite des exemples. Mais supposons qu'il soit facile de la reconnaître, que résulterait-il pour la pratique d'en faire une espèce ? Rien du tout. Le catarrhe aigu et la cystite réunis chez le même individu, doivent être combattus par les antiphlogistiques, comme ils le seraient s'ils existaient séparément.

On ne doit point sans nécessité créer des espèces. Quand elles ne sont point caractérisées par des symptômes qui doivent être combattus d'une manière particulière, non seulement elles sont inutiles, mais encore elles éloignent l'esprit de ce qui doit être l'objet de son attention; et en s'appliquant à reconnaître des êtres souvent fictifs, on néglige de saisir l'ensemble de la maladie. La plus utile des divisions dont une maladie chronique peut être susceptible, est celle de ses périodes.

Considérant le catarrhe chronique de la vessie dans son commencement, lorsqu'il a fait quelques progrès, et enfin lorsqu'il a produit de grandes altérations, de profondes désorganisations, je l'ai divisé en trois degrés.

SYMPTOMES DU CATARRHE AIGU.

Le catarrhe aigu de la vessie se manifeste par une douleur dans la vessie et dans les reins. Cette douleur est plus ou moins vive, ainsi que la fièvre, selon l'âge et le tempérament du sujet.

Dans le commencement de cette maladie, l'urine est limpide; elle coule fréquemment et presque involontairement. Si l'inflammation fait des progrès, ce liquide devient rouge et trouble; il sort avec difficulté, ensuite goutte à goutte, excitant toujours un sentiment d'ardeur et de cuisson, et quelquefois les douleurs les plus vives : alors l'écoulement se supprime.

La difficulté de l'écoulement de l'urine se nomme Dysurie; l'écoulement qui se fait goutte à goutte, Strangurie; et la suppression, Ischurie. Dans ce dernier état, le malade est tourmenté par des envies fréquentes d'uriner. Les efforts les plus violens sont le plus souvent inutiles, ne faisant rendre qu'un peu de mucus visqueux et transparent, et parfaitement semblable à du blanc d'œuf. Il y a des érections et des ténesmes. Des douleurs intolérables s'étendent du pubis à tout le bassin, jusqu'au sacrum, à la région des reins, et à l'extrémité du gland. Des symptômes aussi violens ne peuvent durer longtems; ils auraient bientôt la terminaison la plus funeste, si l'art ne venait pas promptement les dissiper, en rétablissant l'écoulement de l'urine. Le mucus abondant que l'urine dépose, est le caractère essentiel du catarrhe de la vessie; ce mucus offre des caractères différens, selon les individus et les états particuliers où ils se trouvent. Ces caractères sont très-bien exposés dans l'ouvrage de Chopart, pag. 103 et suivantes, ainsi que ceux qui le distinguent du sperme.

SYMPTOMES
DU CATARRHE CHRONIQUE.

Premier degré.

Dans ce degré, il y a des envies d'uriner plus fréquentes que dans l'état naturel; on rend avec l'urine de petits filets muqueux qui se déposent au fond du vase quelque tems après qu'elle a été évacuée. Si l'on agite ce dépôt, les filets qui le forment se répandent dans tout le liquide, et par le repos, ils se déposent de nouveau.

Les progrès de cette maladie, dans son commencement, sont si lents, qu'ils sont, pour ainsi dire, imperceptibles. Cependant si l'on observe avec attention, on s'apperçoit toujours, après un tems plus ou moins long, quelquefois après plusieurs années, que les envies d'uriner deviennent plus fréquentes, et le dépôt de filets muqueux plus abondant. De légères douleurs se font quelquefois sentir à la vessie et au bout de l'urètre, avant d'uriner; mais cela est infiniment rare.

Il ne faut pas confondre le dépôt des petits filets muqueux avec la matière critique qui se dépose après une maladie aiguë, ou avec ceux qui se forment après un exercice forcé ou des affections morales vives. Quoique la matière dont ils sont formés soit quelquefois mêlée de filets muqueux, l'erreur deviendra impossible, si l'on considère la circonstance où ils ont lieu, leur couleur et leur durée. On reconnaîtra évidemment que ceux qui n'ont pas été précédés d'une maladie aiguë, ou d'une autre cause d'un dépôt dans les urines qui ne sont ni rougeâtres, ni d'un blanc briqueté, indiquent une affection catarrhale chronique de la vessie, surtout s'ils subsistent long-tems.

Quelquefois, après des maladies aiguës ou chroniques, il se fait une abondante évacuation de mucus par l'urètre, qui ne doit pas être considérée comme une fluxion catarrhale. Bordeu l'a considérée comme une évacuation vraiment critique.

Deuxième degré.

Les envies d'uriner sont plus fréquentes, et le mucus coule avec l'urine; quelquefois il coule un peu après qu'elle est évacuée. Il se dépose, et tient toujours au fond du vase. Le dépôt est plus considérable quand la température est froide et humide, que lorsqu'elle est chaude et sèche; il devient encore plus abondant par un exercice forcé, des affections morales vives, ou des excès d'alimens ou de boissons, etc.

Si l'on ne fait rien pour diminuer l'écoulement du mucus, le malade maigrit. Dans ce degré, comme dans les autres, la couleur de l'urine varie beaucoup; elle est blanchâtre, rougeâtre; quelquefois d'une couleur jaune; le plus souvent elle est trouble, ne rougissant point les couleurs bleues végétales, et offrant des caractères d'alkalescence, même immédiatement après avoir été rendue. Les malades n'éprouvent le plus souvent ni fièvre, ni douleurs à la vessie. Ils ne souffrent que pendant l'écoulement de l'urine qui est quelquefois si difficile, qu'il faut avoir recours à la sonde.

Le deuxième degré dure quelquefois un grand nombre d'années. Sa durée est relative à l'âge, à la constitution de l'individu, aux influences et au régime.

Troisième degré.

Il est bien difficile de reconnaître le commencement du troisième degré. Les lésions, les désorganisations qui le préparent sont quelquefois bien profondes, quoique les symptômes ne soient pas évidemment plus graves.

Des urines troubles, bourbeuses, rendues involontairement, quelquefois noirâtres et fétides; l'œdématie des extrémités et des paupières, l'état de cachexie; dans tout le tems de la maladie, les douleurs lancinantes et pongitives, la fièvre lente et le marasme, du pus et des filets sanguinolens mêlés avec l'humeur muqueuse, indiquent qu'il y a ulcération aux reins et à la vessie. *Si quis sanguinem aut pus mingat, renum aut vesicæ exulceratio significatur.* Hipp., sect. 4, aph. 75.

Quand les urines sont bourbeuses, noirâtres ou fétides, on croit qu'elles indiquent la présence des vers dans la vessie. Ce signe n'est guère plus certain que le prurit au bout du gland. Je crois qu'on ne peut avoir la certitude qu'il existe des vers dans la vessie que lorsqu'il en est sorti de ce viscère. Ce cas est fort rare (1), ainsi que celui où le mucus rendu par l'urètre ne vient pas de la vessie, mais des uretères, et même des reins. Il est encore plus difficile à distinguer que le précédent, puisque, pour prononcer qu'il existe, on ne peut se fonder que sur un seul symptôme, la douleur dans la région des reins, qui peut dépendre de plusieurs autres causes. On ne saurait cependant le révoquer en doute, l'autopsie l'ayant démontré à Morgagni. (*Voy. cet auteur, lib.* 44, *art.* 15.)

---

(1) J'ai vu un grand nombre de malades affectés du catarrhe de la vessie, et je n'ai jamais observé ce phénomène.

CAUSES DU CATARRHE DE LA VESSIE.

On les a divisées en prédisposantes et en déterminantes.

CAUSES PRÉDISPOSANTES.

Ces causes sont : le sexe masculin, un tempérament sanguin, une atmosphère froide et surtout froide et humide, l'abus du coït, la gonorrhée, l'usage long-tems continué des boissons fermentées, diurétiques, et même des boissons émollientes, lorsqu'elles sont prises en grande quantité; toutes les passions vives, et surtout celle du jeu, les travaux du cabinet; les vices herpétique, psorique, rhumatisant, arthritique, vénérien, scorbutique, une affection néphrétique, etc.

CAUSES DÉTERMINANTES.

Les causes déterminantes du catarrhe de la vessie, sont un calcul ou un corps étranger quelconque introduit dans ce viscère, la suppression de la transpiration, la disparition des différentes maladies de la peau, l'usage de la sonde trop long-tems continué. La suppression des hémorrhoïdes peut, ainsi que la paralysie de la vessie, déterminer le catarrhe de ce viscère.

Je ne ferai point la critique de cette division. On pourra la comparer avec celle que j'ai adoptée et que je vais exposer. On remarquera sans doute qu'un de ses grands vices est de présenter les causes du catarrhe aigu, et celles du catarrhe chronique, sans les distinguer, comme si deux maladies qui ont entre elles une si grande différence, pouvaient être confondues sous le rapport des causes.

Je mettrai les affections psorique, herpétique, etc. au nombre des causes prédisposantes, sans les considérer comme telles, et seulement pour ne rien changer à l'ancienne division.

Quand on est affecté d'un vice psorique, dartreux, goutteux, syphilitique, ou du rhumatisme, est-on pour cela disposé au catarrhe de la vessie? Je ne le crois pas.

Je connais plusieurs vieillards affectés depuis long-tems du vice dartreux, qui cependant n'éprouvent aucun symptôme du catarrhe de la vessie. Peut-être ont-ils toujours eu le soin de se préserver des causes déterminantes. Quand même cette supposition serait fondée, elle n'empêcherait pas de conclure que les vices cités ci-dessus ne sont pas toujours des causes prédisposantes, l'expérience ayant démontré que chez les personnes qui en sont affectées, la transpiration se supprime ou diminue subitement, sans produire le catarrhe de la vessie.

Je crois que les seules vraies causes prédisposantes de ce catarrhe, sont l'atonie de la vessie et une susceptibilité plus grande que dans l'état naturel; que le vice qui existe dans l'économie peut se joindre à l'une de ces prédispositions, pour favoriser l'action de la cause déterminante; qu'il est d'abord une complication de la maladie, et qu'ensuite il peut devenir une cause suffisante pour l'entretenir, puisqu'il est absolument nécessaire de le détruire pour en obtenir la guérison. Les vices psorique, herpétique, etc. ne peuvent pas être considérés comme des causes prédisposantes, d'après la manière dont je viens d'expliquer leur action. Il me semble qu'il conviendrait mieux de les nommer des causes auxiliaires, accessoires ou concomitantes.

On ne peut pas dire que l'abus des spiritueux, des diurétiques, du coït, etc., soit tout à fait déplacé, ni parmi les causes prédisposantes, ni parmi les déterminantes, puisqu'il peut devenir l'une ou l'autre de ces causes, selon l'état de l'individu, et selon la manière dont on abuse. Cependant il convient mieux en général de le considérer comme une cause éloignée. Il n'y a, je le répète, de vraies causes prédisposantes que celles indiquées ci-dessus.

Je nommerai causes éloignées toutes celles qui produisent l'atonie ou une trop grande susceptibilité de la vessie. Ces principes établis, je divise ainsi les causes :

Causes éloignées de l'un et de l'autre catarrhes.

Le sexe masculin : l'abus des diurétiques, des spiritueux, du coït, des boissons relâchantes, la vie sédentaire, la contention de l'esprit, les affections tristes, le séjour dans les endroits humides.

Causes auxiliaires ou concomitantes.

Le vice dartreux, psorique, arthritique, syphilitique, scorbutique, le rhumatisme, etc.

Causes éloignées du catarrhe chronique.

Le catarrhe aigu, la blennorrhagie, le rétrécissement de l'urètre (celle-ci est une des plus fréquentes), l'engorgement de la prostate, la compression exercée par une tumeur externe. Toutes ces causes, excepté les deux premières, peuvent devenir prédisposantes, et ensuite déterminantes.

Causes prédisposantes de l'un et de l'autre catarrhes.

Atonie, ou trop grande susceptibilité de la vessie.

Causes déterminantes de l'un et de l'autre catarrhes.

La diminution subite de la transpiration, des calculs ou d'autres corps étrangers dans la vessie, l'usage de la sonde continué trop long-tems, l'abus des bougies, surtout des bougies irritantes, la suppression des hémorrhoïdes. Cette dernière cause agit plus lentement que les autres.

Je suis loin de prétendre que cette division soit parfaite. Ce serait vouloir l'impossible, puisque les mêmes causes peuvent devenir éloignées, prédisposantes ou déterminantes, selon les différens états de l'individu, et les influences auxquelles il est soumis. Je l'ai crue moins vicieuse que celles qui sont connues, et je la propose, en attendant qu'on en donne une meilleure.

Les personnes du sexe sont rarement affectées du catarrhe de la vessie. Si la nature les en a préservées, c'est en les rendant sujettes au catarrhe utérin, maladie plus fréquente, plus incommode et plus difficile à guérir chez elles, que le catarrhe de la vessie chez les hommes.

Les diurétiques, en stimulant tout le système urinaire, augmentent son action, et ils débilitent nécessairement toutes les parties qui le composent, lorsque l'usage est continué trop long-tems.

Les spiritueux produisent rarement cet effet. J'ai rarement observé le catarrhe de la vessie chez les personnes qui en abusent: elles y sont infiniment moins sujettes que les hommes de cabinet. Leur état sédentaire diminue la transpiration, ainsi que la contention de l'esprit qui, de plus, les rend insensibles au besoin d'uriner, et devient ainsi une nouvelle cause du catarrhe, presqu'aussi puissante que le rétrécissement de l'urètre.

Personne n'ignore que les affections tristes, le séjour dans les lieux bas et humides, les mauvais alimens, etc., ralentissent la transpiration; que cet effet se produit naturellement chez les personnes d'un âge avancé, et que l'humeur qui ne peut s'évacuer par l'organe cutané, se porte à la vessie, lorsque les organes de la génération ont été affaiblis par l'abus du coït ou par d'autres causes. Cette disposition n'est pas toujours nécessaire. On peut assurer qu'indépendamment d'un état de faiblesse de la vessie produit par une cause particulière, les vieillards, ainsi que les phlegmatiques et les mélancoliques, sont sujets au catarrhe de la vessie, seulement par leur constitution.

La passion du jeu réunit toutes les causes chez les malheureux qu'elle tourmente, et elle les rend infiniment plus actives. Elle s'empare de toutes leurs facultés morales et physiques, pour les concentrer sur son objet; dans cet état, toutes les fonctions vitales languissent : continuellement en proie à l'espérance ou à la crainte, à la joie la plus vive ou à la plus sombre mélancolie, ces tristes jouets des caprices de la fortune ne peuvent éprouver que le seul besoin de satisfaire leur passion. Ils résistent presque toujours au besoin d'uriner. Ce n'est pas leur santé qu'ils craignent de perdre : peuvent-ils craindre un état pire que celui où ils sont !

Je crois avoir suffisamment expliqué comment agissent les causes que j'ai nommées concomitantes.

Il est bien facile de concevoir comment le catarrhe aigu peut devenir une cause du catarrhe chronique. Les vaisseaux de la membrane interne de la vessie affaiblis par l'inflammation, et relâchés par la sécrétion abondante qui en est la suite, reprennent difficilement le ton qu'ils avaient auparavant; et si la maladie a été négligée ou mal traitée, la sécrétion continue d'être abondante.

Le rétrécissement de l'urètre et le gonflement de la prostate deviennent des causes de catarrhe, en s'opposant au libre écoulement de l'urine, et peut-être que l'altération qui subsiste dans le tissu de la membrane qui tapisse l'urètre et la prostate, se communique à la membrane interne de la vessie et en altère les sécrétions.

Dire comment l'atonie et la trop grande

susceptibilité de la vessie sont des causes prédisposantes du catarrhe dont elle peut être affectée, ce serait supposer que des médecins ignorent que l'organe le plus faible et le plus irritable est toujours le siége de toutes les fluxions qui doivent avoir lieu, et que la suppression de la transpiration, quelquefois celle des hémorrhoïdes, déterminent le catarrhe pulmonaire, intestinal, celui de la vessie ou de tout autre organe qui serait le plus faible et le plus irritable.

Les calculs augmentent le plus souvent la sécrétion de la membrane de la vessie, en l'irritant, et de plus ils empêchent souvent, ainsi que la présence d'un fungus ou d'une tumeur externe, que l'urine ne s'évacue facilement. Lorsque cette membrane ne jouit que d'une très-faible sensibilité, il peut arriver que les calculs n'augmentent pas la sécrétion. (Rivière, *Méd. pratiq.*)

Il y a sur le catarrhe de la vessie plusieurs points à éclaircir. Les opinions d'Hoffmann, de Sennert et de Bordeu sur la nature de la matière qui s'écoule de l'urètre, approchent si peu de la vérité, qu'il serait inutile de les rapporter.

Lieutaud, Sauvages, Dessault, Chopart

pensent que c'est une humeur âcre portée sur la vessie.

Les progrès récens de l'anatomie et de la physiologie ayant démontré qu'il y a une identité parfaite entre la membrane qui tapisse la vessie et celle qui tapisse les fosses nasales, les poumons, le canal digestif, etc., on est fondé à croire qu'il n'y a aucune différence entre l'humeur qu'elles sécrètent, soit dans l'état naturel, soit dans l'état morbifique.

Les médecins n'ont jamais pensé que cette humeur fût du sperme; et si Chopart se détermina à faire des expériences pour prouver combien elle en diffère, ce ne fut que pour dissiper les craintes d'un malade à qui elle avait paru semblable au liquide rendu par l'éjaculation.

Quoiqu'au premier aspect elle ressemble très peu au pus, il paraît qu'on a pensé qu'elle pouvait être confondue avec cette matière, puisqu'on a jugé à propos de donner leurs caractères distinctifs. Ces caractères, selon Lieutaud, sont, pour le pus, la facilité avec laquelle il se délaye dans l'eau chaude, et l'odeur désagréable qui s'en exhale, lorsqu'il est jeté sur des charbons ardens. Le mucus, au lieu de se délayer facilement dans l'eau chaude, y forme des flocons, et jeté sur des charbons ardens, il répand une odeur qui n'est pas plus désagréable que le serait l'odeur de l'albumine ou de la gélatine, soumise à l'action du même agent.

Ettmuller a donné d'autres caractères; et Chopart a observé que les personnes qui rendent du mucus vésical, maigrissent, mais qu'elles n'éprouvent ni fièvre nocturne, ni frissons irréguliers, et qu'elles ne tombent pas dans le marasme comme celles qui rendent du pus.

Des vers rendus par l'urètre, sont un phénomène si étonnant, qu'il n'est pas inutile de nommer les auteurs qui l'ont observé. Ces vers sont de différentes formes et de différentes couleurs. Tulpius (1), Louis Duret, Amb. Paré (2) en ont vu de ronds, de rouges, à plusieurs pieds, d'autres de la forme de sangsues. On en trouve plusieurs exemples

---

(1) Thes. phil. transact., tom. 3, p. 135.

(2) Ephem. natur. curios., tom. 2, p. 113.

dans les *Éphémérides des curieux de la nature.*

La cause du développement des vers dans la vessie est absolument inconnue; on ne saurait l'attribuer exclusivement à l'affection catarrhale; il faut qu'il dépende d'une autre disposition, puisque ce n'est que dans un très-petit nombre de cas de cette maladie qu'il a été observé. C'est un point si difficile à éclaircir, qu'il n'a été l'objet d'aucune recherche.

Nous avons au moins des opinions et des autorités sur l'exfoliation de la membrane interne de la vessie. Boerhave, Ruisch, Lieutaud l'ont admise. Dans l'*Histoire de l'Académie de chirurgie*, en 1744, il est rapporté que M. Rouhaut, sondant un malade qui avait une grande difficulté d'uriner, retira de la vessie un morceau de membrane d'un pouce en carré; que le malade en fit ensuite sortir lui-même une quantité assez considérable pour recouvrir les deux tiers de la surface interne de la vessie. On ajoute que M. Rouhaut y distingua des vaisseaux de deux tiers de ligne de diamètre, et qu'il resta au malade une incontinence d'urine causée, suivant ce chirurgien, par la faiblesse des parois de l'organe dépouillé de la membrane interne.

La possibilité de l'exfoliation de la membrane muqueuse est démontrée par un si grand nombre de faits, qu'elle ne peut plus être aujourd'hui un objet de discussion. Les témoignages que l'on cite en faveur de cette opinion, ne permettent plus d'en douter. Ils sont exposés, ainsi que ceux de l'opinion contraire, dans un rapport fait par M. Cullerier (*Journal de médecine*, CVIII), à la Société de médecine, sur une observation faite par M. Le Faucheux, résident à Angers, sur un sac membraneux faisant partie de l'estomac, rendu par le vomissement.

Objecter qu'on ne peut rien conclure de cet exemple en faveur de l'exfoliation de la membrane interne de la vessie, ce serait avouer que l'on ignore qu'il y a une identité parfaite entre les deux membranes.

PROGNOSTIC.

Le catarrhe aigu, comme toutes les autres affections inflammatoires, parcourt ses périodes plus ou moins rapidement, selon le tempérament de l'individu et la violence des causes qui l'ont produit. Il se termine toujours par une excrétion muqueuse.

Il peut donner lieu à la rétention d'urine, aux dépôts urineux, aux fistules urinaires, et à plusieurs autres accidens que l'art peut toujours prévenir, et qui n'ont jamais lieu, quand le malade n'est pas tout à fait privé de secours. Ce qui n'est pas aussi facile de prévenir, c'est la dégénération du catarrhe aigu en catarrhe chronique.

Tous les symptômes inflammatoires étant dissipés, le malade se croit guéri, parce qu'il n'éprouve plus de douleur, et faisant peu d'attention à l'écoulement du mucus qui continue d'avoir lieu, il supporte sans se plaindre une affection qui ne serait jamais grave, si l'on ne négligeait pas si long-tems de s'opposer à ses progrès. Il est certain que, le catarrhe chronique, au premier degré, céderait aux moyens les plus légers, et que dans le deuxième, il est possible de guérir cette affection sans en laisser la moindre trace, comme le prouvent les observations suivantes :

M....., âgé de quarante-cinq ans, d'une constitution sèche et nerveuse, vint me consulter pour une difficulté d'uriner qu'il supportait depuis dix ans, et qui était la suite d'un rétrécissement du canal de l'urètre. Il me dit qu'on lui avait introduit des bougies emplastiques, et qu'on lui avait fait prendre différens remèdes pour supprimer des glaires qu'il rendait avec l'urine, et toujours plus abondamment lorsque l'atmosphère était chaude et humide, et lorsqu'il éprouvait des contrariétés ou de la mélancolie. Ce malade éprouvait par fois de la douleur dans la région abdominale, et toujours dans l'urètre, lorsqu'il urinait.

Après quelques moyens préparatoires, je lui conseillai l'usage des bougies de gomme élastique qui fut continué pendant trente-six jours. Après ce tems, le canal étant suffisamment dilaté, et le malade urinant à gros jet, je n'eus à m'occuper que du catarrhe de la vessie. La facilité d'uriner l'avait déjà rendu moins considérable.

Je conseillai un régime végétal, du petit lait, ou une infusion de saponaire édulcorée avec du sirop de violettes, de légers purgatifs, et après avoir fortifié l'estomac, ainsi que la poitrine, qui était faible chez ce malade, par des alimens légers et succulens, et par l'usage des eaux de Seltz, je conseillai les sucs d'herbes, les eaux de Contrexeville et les pilules savonneuses rendues un peu diurétiques. Ces différens moyens, continués pendant quatre mois, variés selon les indications, et favorisés par un exercice proportionné à l'état des forces, rétablirent parfaitement sa santé. Peu de tems après il supporta les fatigues d'un long voyage.

M..... m'ayant consulté sur l'état d'un de ses amis affecté d'un catarrhe très-ancien, parce qu'il ne s'était décidé à faire l'aveu de cette maladie que lorsqu'il ne lui était plus possible de cacher les douleurs et les tourmens qu'elle lui causait, m'engagea à lui dire s'il était possible de le guérir. Un examen bien attentif des symptômes qui avaient été exposés, ne me permit pas de le satisfaire. Effrayé par mon prognostic, il me confia qu'il était affecté de la même maladie, et m'exprima le desir de recevoir mes soins. Sa maladie était moins ancienne et moins grave que celle de son ami. Je promis de le soigner. Le traitement fut long, car il dura près de deux ans, mais il n'a été ni incommode, ni assujettissant; autrement il n'aurait pas pu le supporter, à cause de son âge avancé. Le régime diététique a été fondé sur les principes exposés dans l'observation précédente.

Par des pilules fondantes, des eaux minérales, des sudorifiques et quelques légers purgatifs combinés ou employés alternativement, et toujours variés, selon les différens états du malade et les vicissitudes de l'atmosphère, je suis parvenu à le guérir parfaitement d'une affection qu'il supportait depuis dix ans. Il lui reste seulement une faiblesse de la vessie qui ne lui permet pas de retenir ses urines plus de quatre heures pendant le jour. Il urine moins souvent pendant la nuit. Cette petite infirmité n'altère point du tout sa santé, qui est aussi bonne qu'il puisse le desirer, ayant soixante-dix-neuf ans.

M....., âgé de cinquante ans, d'une constitution faible et délicate, était affecté d'un catarrhe de la vessie depuis plusieurs années, lorsqu'il me consulta. Ce malade ayant été soigné plusieurs fois infructueusement, désespérait de sa guérison; et ce ne fut qu'avec beaucoup de peine que je parvins à dissiper un état de mélancolie que je considérais comme un grand obstacle à l'effet des remèdes que je devais employer.

Avant d'administrer les médicamens propres à combattre l'affection catarrhale, je m'appliquai à opérer dans la constitution du malade des changemens qui devaient en préparer le succès.

Je commençai par donner quelques légers purgatifs, pour débarrasser les premières voies des matières saburrales et glaireuses; ensuite je conseillai l'usage des bains, de quelques autres calmans à l'intérieur, et des toniques alternativement. Je dissipai ainsi l'excès de sensibilité et de faiblesse. Je soutins les forces par des viandes légères, par des végétaux bien cuits et pris en petite quantité, par le bon vin, l'exercice léger pris à l'air libre, lorsqu'il n'était nullement humide. Je recommandai surtout au malade de se préserver avec grand soin du froid et de l'humidité. Ce ne fut qu'après avoir continué ce régime pendant six semaines, que le malade fut mis à l'usage des eaux de Contrexeville et d'autres fondans, combinés avec les toniques; ils ne furent continués, ainsi que les eaux, que pendant un mois;

après ce tems , la guérison fut parfaite. Quand on ne peut méconnaître que le catarrhe est parvenu au troisième degré, il n'est plus permis de se livrer à l'espoir d'obtenir une guérison radicale. Le médecin se voit réduit à chercher les moyens de prolonger une existence qui ne peut plus être sans infirmités; et il faut qu'il soit doué d'une grande sagacité pour les approprier au tempérament du sujet, et pour les varier selon l'état de l'atmosphère.

Contre une lésion qui a été produite subitement il suffit, pour la dissiper, de soutenir les efforts de la nature, et de l'aider à en triompher; mais quand un organe a été profondément altéré, et quand le trouble de ses fonctions s'est répandu dans toute l'économie, il est évident, pour le médecin versé dans la connaissance de ses lois, que la maladie primitive a créé les plus funestes complications. S'il considère la sympathie qu'il y a entre les reins et la vessie, il ne peut se dissimuler que la maladie de l'un de ces organes se communique bientôt à l'autre, que l'atonie, l'épaississement de la membrane interne de la vessie doivent se communiquer à celles qui tapissent les uretères et les reins, et qu'il est impossible que la sécrétion de l'urine ne soit point altérée, quand la vessie est malade. De ces vérités physiologiques, il n'est que trop bien autorisé à conclure que dans une maladie de vessie quelconque, le liquide qui s'évacue par l'urètre n'est plus chargé des principes qui le caractérisent, au moins en même proportion, et que le plus irritant et le plus âcre de tous les excrémens retenu en plus ou moins grande quantité produit ce trouble et ces anxiétés qui, sans doute, avaient été observées par Arétée de Cappadoce, lorsqu'il a dit : *nullus vesicœ morborum est placidus.* Parmi le grand nombre de vérités énoncées par ce grand homme, il n'en est aucune qui soit mieux fondée.

Dans l'état morbifique de deux organes qui remplissent des fonctions si importantes, on trouve bien évidemment la raison de cette morosité, de ce mal-aise continuels qui l'accompagnent toujours, et des maladies dont il est l'origine. Il y a constamment dans l'économie une quantité plus ou moins abondante de matière transpirable; et les fonctions de la peau s'altèrent de plus en plus à mesure que le catarrhe fait des progrès. Il y a aussi une quantité plus ou moins grande de matière urinaire qui n'a pu être évacuée par l'urètre, à cause de l'altération des fonctions des reins. La nature ferait vainement des efforts pour chasser les excrémens au dehors puisque la lésion qui en est la source subsiste toujours. Elle supporte les incommodités et le trouble qu'ils causent aux dépens de ses forces ; et si l'on ne venait pas à son secours, elle succomberait infailliblement au marasme, à l'hydropisie ou à l'apoplexie.

Le catarrhe chronique de la vessie supporté trop long-tems, se prépare nécessairement ces funestes terminaisons en affaiblissant peu à peu le ton de la peau et des vaisseaux absorbans, et en produisant plusieurs autres altérations par son influence sur tous les organes.

TRAITEMENT DU CATARRHE AIGU.

Le traitement du catarrhe de la vessie n'a consisté jusqu'à présent que dans quelques moyens vaguement indiqués : et il ne pouvait pas être plus complet. Les hommes qui ont décrit les premiers cette maladie, qui l'ont, pour ainsi dire, tirée du chaos, n'en ont pas moins acquis de grands droits à la reconnaissance publique. On ne pouvait espérer d'eux rien de plus, parce qu'il est impossible de créer et de perfectionner tout à la fois. Un point de médecine quelconque récemment offert à l'observation, comme celui qui nous occupe, est donc nécessairement plus ou moins obscur; et lorsqu'il n'a pas été l'objet d'une attention particulière, ce n'est quelquefois qu'après un grand nombre d'années qu'il peut être éclairci.

Si j'ai examiné le catarrhe de la vessie sous de nouveaux rapports; si j'ai présenté sur sa nature, ses complications et ses dégénérescences, quelques idées plus lumineuses; si j'ai pu établir une division qui permet d'approprier les moyens curatifs à l'âge et au tempérament de l'individu, aux différentes époques de la maladie, et de les varier selon la nature des symptômes et des causes, je le dois aux connaissances que j'ai puisées dans des sources presque inconnues, parce que le tems les a éloignées de nous, et parce qu'il faut être animé d'un grand desir de bien connaître une maladie, pour consulter des auteurs où elle est décrite sous des dénominations diverses; je le dois aux observations que j'ai faites dans les hospices, et à celles qui m'ont été fournies par ma pratique.

Le catarrhe aigu étant une affection inflammatoire, les médicamens qu'il exige se présentent d'eux-mêmes. La quantité des boissons antiphlogistiques et la durée de leur usage, ne peuvent être indiquées d'une manière précise : elles doivent varier selon la violence des symptômes et le tempérament du sujet.

Sur ces différens points, le médecin ne peut trouver des règles que dans ses connaissances et dans une grande habitude d'observer. Quand il ne réunit pas ces deux avantages, il agit empyriquement dans l'emploi des antiphlogistiques, comme dans celui de tous les autres moyens; il en donne trop ou trop peu; il en supprime trop tôt l'usage, ou il le continue au-delà du terme prescrit par la disparition des symptômes qui les avaient rendus nécessaires. Ces fautes paraissent en général si légères, que l'on croit qu'il est indifférent de les commettre; mais c'est une erreur qu'il est bien facile de démontrer.

Quand on a donné les boissons adoucissantes à trop petite dose, la douleur, ainsi que l'inflammation, subsistent plus longtems, si l'on n'emploie pas un autre moyen de les combattre; et ce qui est un inconvénient plus grave, jamais la maladie ne se termine d'une manière aussi complette.

Si l'on conseille au malade de s'inonder de boisson, on peut arrêter ainsi les progrès de l'inflammation; mais on les arrête de manière à empêcher qu'elle ne puisse parcourir ses périodes, et se préparer une terminaison heureuse. En produisant tout-à-coup le relâchement du système vasculaire, et particulièrement des vaisseaux de la partie enflammée, on s'oppose nécessairement à la facilité de la résolution, et rien n'est plus propre à faire dégénérer le catarrhe aigu en catarrhe chronique. Cet effet n'est pas moins à craindre, quand on continue trop longtems l'usage des boissons relâchantes. Si elles étaient nécessaires quand il y avait de la chaleur, de la douleur et les autres symptômes inflammatoires, ne doivent-elles pas être nuisibles quand ces symptômes sont dissipés, et qu'on a lieu de craindre un état de relâchement de la membrane interne de la vessie, contraire à l'équilibre qui doit subsister entre les vaisseaux absorbans et les exhalans.

Il faut en tout, par des considérations relatives à l'objet dont on s'occupe, s'appliquer à trouver un juste milieu. Le bon, comme la vérité et la justice, ne se trouve que là.

Ces préceptes ont paru futiles à beaucoup de médecins, et cependant ils ne le sont pas.

En s'appliquant mieux à les remplir, on travaillerait bien plus efficacement à l'intérêt des malades. L'esprit de détail doit être celui de tout médecin animé, non seulement du desir de faire le bien, mais encore de prévenir le mal. C'est d'après ce principe que je conseille de ne mettre aucun sel dans les boissons des personnes affectées du catarrhe aigu de la vessie. Le nitrate de potasse qui passe pour calmant et rafraîchissant, lorsqu'il est donné à petite dose, est évidemment contre-indiqué, à cause de la propriété qu'il a de stimuler le systême urinaire.

Le catarrhe de la vessie est quelquefois si aigu, et l'inflammation fait des progrès si rapides, qu'il faut se hâter d'ajouter aux boissons des lavemens, des demi-bains et même la saignée du bras, ou des sangsues au périnée.

L'inflammation la plus intense, et les douleurs les plus vives cèdent pour l'ordinaire à cet ensemble d'antiphlogistiques. L'opium en injection dans la vessie, et donné à l'intérieur pour les appaiser, est inutile dans ce cas, et il est même nuisible, comme il l'est dans tous les cas d'inflammation.

Les douleurs vives, cet état violent et cruel, n'exigent pas l'opium. Elles dépendent le plus souvent d'une rétention d'urine. Quand elle n'a pas cessé par les bains et par la saignée, on ne peut, sans exposer le malade à tomber dans l'état le plus fâcheux, chercher un autre calmant que la sonde. On doit la retirer aussitôt que l'urine est évacuée. Ce n'est pas le cas de la laisser à demeure.

La diète est une partie si essentielle du régime antiphlogistique, qu'il est inutile de dire que l'on doit s'abstenir, sinon d'alimens, du moins n'en prendre que très-peu, et toujours liquides. La quantité ne peut être indiquée que par le médecin qui traite, puisqu'elle doit être subordonnée à la violence des symptômes et aux besoins du malade.

Quand les symptômes inflammatoires, tous

ceux qui caractérisent le catarrhe aigu, sont dissipés, n'y a-t-il plus rien à faire? Il faut s'appliquer à prévenir le catarrhe chronique qui est toujours à craindre, parce que l'atonie qui succède à l'inflammation ne se dissipe pas chez tous les individus par les seuls efforts de la nature : chez la plupart, elle a besoin d'être aidée, et pour cela, je crois qu'il faut non seulement exciter légèrement la vessie par des injections toniques, d'abord très-légères et toujours faites avec beaucoup de ménagement, mais encore dissiper la faiblesse générale, qui est une suite nécessaire de la maladie et du traitement, par des alimens légers et succùlens; ainsi on rétablira la transpiration générale, et on parviendra à supprimer l'écoulement du mucus qui continue quelquefois trop long-tems après le catarrhe aigu, plus sûrement que par les purgatifs qui, dans ce cas, ont été conseillés mal à propos, parce qu'ils affaiblissent et qu'ils irritent un sujet qui est déjà trop faible et trop irritable. S'il est permis d'en faire usage, car il ne faut rien exclure ni rien admettre généralement, ce ne peut être qu'à une époque plus éloignée, après le retour de la santé ordinaire, et lorsqu'il ne reste rien de la maladie que l'écoulement par l'urètre.

Je me répéterais nécessairement lorsque je serai à l'article du catarrhe chronique, si j'exposais ici d'autres moyens de le combattre. Je reviens donc aux précautions qu'il faut prendre après le catarrhe aigu. J'ai dit qu'il importe beaucoup de favoriser la transpiration générale, et par conséquent qu'il faut avec grand soin se mettre à l'abri de toutes les causes qui peuvent la diminuer subitement, à l'abri d'un froid vif, par par exemple, lorsqu'on a bien chaud. Pour cela, il n'est pas nécessaire de se charger d'habits, ou d'habiter constamment des appartemens bien clos et bien chauffés : rien n'est plus contraire au retour des forces et de la transpiration. Le vrai moyen de hâter les progrès de la convalescence, c'est de se promener à l'air libre, et même de s'y exercer sans excéder ses forces. Quand on n'est pas trop faible, on n'a rien à craindre de son influence, et on peut, étant vêtu chaudement, s'y exposer sans danger, même lorsqu'il est un peu froid, pourvu qu'il ne soit pas humide.

TRAITEMENT

DU CATARRHE CHRONIQUE.

Dans le petit nombre d'ouvrages où l'on traite du catarrhe chronique, je vois une foule de médicamens proposés contre cette maladie, sans aucune distinction, comme si elle était toujours de la même nature; comme si l'on ne devait pas les varier selon les causes qui l'ont produite et selon le tempérament de la personne qui en est affectée. De ces considérations dépend tout le succès du traitement, puisqu'il peut arriver qu'à raison des différences dont nous avons parlé, le même remède peut être utile et nuisible dans le catarrhe chronique, comme dans toutes les autres maladies.

Quand il a été produit par le séjour dans les endroits bas et humides, la vie sédentaire, les affections morales tristes, exige-t-il le même traitement que celui qui dépend de l'abus des diurétiques et des spiritueux? Un exemple est plus que suffisant pour démontrer ce qui n'a pas besoin de l'être, et nous autoriser à soutenir qu'il faut détruire les effets du séjour dans les endroits humides, de l'abus des diurétiques, etc., qui sont devenus les causes du catarrhe, et que si on le négligeait, on ne pourrait pas plus espérer de le guérir, que si l'on négligeait de dissiper le rétrécissement de l'urètre, de guérir une affection psorique, ou d'extraire une pierre de la vessie, lorsqu'il est entretenu par une de ces causes.

Les avantages de cette méthode sont évidens. Si elle a un inconvénient, c'est de rendre le traitement un peu plus long que si l'on se bornait à exposer une liste de médicamens sans aucun choix. Mais doit-on balancer entre un traitement qui paraît long et un traitement incomplet ?

La suppression des causes qui ont produit le catarrhe chronique suffit quelquefois pour le dissiper, lorsqu'il n'est qu'au premier degré. Cependant il est toujours nécessaire de combattre les dispositions qui peuvent l'entretenir, par des moyens variés selon les causes qui l'ont produit.

Si la maladie est une dégénérescence du catarrhe aigu, ou si elle dépend d'un état d'atonie produit d'une manière quelconque, les injections légèrement toniques et excitantes, ainsi que les moyens généraux dont nous avons parlé précédemment, deviennent nécessaires.

Quand elle a été produite par la vic sédentaire, le séjour dans les lieux bas et humides, la contention d'esprit, les affections tristes de l'ame, on doit conseiller des frictions sèches, des décoctions de plantes sudorifiques et amères, l'habitation dans des lieux élevés, la dissipation, l'exercice du corps, les voyages, etc.

Le catarrhe chronique, suite de l'abus des diurétiques et des spiritueux, doit être spécialement combattu par des boissons adoucissantes et calmantes tout à la fois, et par des injections de la même espèce faites dans la vessie.

On ne retire qu'un faible avantage de la connaissance des causes, quand le catarrhe est au deuxième degré, et même il devient nul, quand on ne combat pas le mal avant qu'il soit parvenu au troisième degré. Quand la maladie est ancienne, elle n'est plus seulement entretenue par les effets de telle ou telle cause, mais par les lésions qu'elle a produites dans la vessie et dans toute l'économie.

Quand on ne peut plus se diriger par la connaissance des causes pour faire le choix des moyens curatifs, l'on ne saurait trop s'appliquer à connaître les effets de la maladie. Ce sont de nouvelles causes qu'il faut nécessairement combattre en même tems que l'on agit contre elle; car à quoi serviraient les remèdes employés pour la détruire, si on laissait subsister des altérations qui l'entretiennent? Quel succès pourrait-on en espérer, si on négligeait de ranimer les fonctions de l'estomac et la transpiration? Ce qu'il faut faire pour remplir ces deux indications, est exposé dans un grand nombre d'ouvrages; il n'est pas inutile cependant de le rappeler au moins sommairement.

Un léger purgatif, si l'état des premières voies l'exige, et si la faiblesse du malade le permet, précédera l'usage des amers, des fondans, des diurétiques, peut-être des antispasmodiques, selon le tempérament et l'état particulier du malade. Des alimens légers pris en petite quantité, le plus souvent après un exercice qui aura disposé l'estomac à les bien digérer; de la distraction, ou au moins des occupations qui puissent préserver de l'ennui, surtout des idées sombres et mélancoliques ; le séjour dans les endroits élevés et dans des appartemens bien exposés ; des frictions sèches ; l'usage habituel d'une infusion de thé ou d'un autre aromate, et enfin une attention continuelle à éviter toutes les causes de la maladie, constituent un régime si nécessaire, qu'on ne pourrait le négliger sans s'exposer à perdre le fruit des moyens les mieux choisis.

Si quelquefois il est si difficile d'obtenir la guérison du catarrhe de la vessie, c'est qu'en général on compte trop exclusivement sur les effets du traitement médicamenteux. Il faut qu'il soit la suite et le complément du traitement diététique, ou que l'un et l'autre soient combinés de la manière la plus favorable au résultat que l'on veut obtenir.

Plusieurs praticiens des plus distingués recommandent les eaux minérales sulfureuses, les pilules savonneuses, les incisifs, les purgatifs, les vésicatoires. Mon expérience m'a confirmé les bons effets de ces différeus moyens. Il n'est pas nécessaire de démontrer combien ils sont propres à stimuler les solides, à faire mieux circuler les liquides et à supprimer l'évacuation du mucus qui se fait par l'urètre, en augmentant toutes les autres excrétions.

Souvent j'ai réussi par le régime et l'usage des eaux minérales et des fondans. Quand il a fallu exciter le canal intestinal et dériver par cette voie, je ne me suis point borné aux doux laxatifs qui affaiblissent toujours un peu et qui ne dérivent pas assez; j'ai donné les purgatifs drastiques, lorsque j'ai pu le faire sans craindre les suites de l'irritation et de la faiblesse qu'ils produisent. Autrement j'y suppléais par le vésicatoire, dont l'irritation est toujours moins dangereuse que celle qui est produite par les purgatifs.

Quand la maladie est entretenue par un vice quelconque, le vésicatoire ou le cautère doivent toujours être ajoutés aux autres moyens propres à le combattre, et ils sont presque toujours nécessaires dans le troisième degré, lorsque les organes ont éprouvé des altérations telles qu'il n'est plus permis d'espérer de pouvoir rétablir les sécrétions naturelles.

Dans le traitement d'une affection locale, les topiques ne doivent pas être négligés. Chopart conseille les injections d'eau végéto-minérale, lorsque le malade est épuisé par une évacuation excessive de mucosités.

Les astringens, toujours dangereux quand ils sont employés à l'extérieur pour supprimer une évacuation ou une éruption, doivent être infiniment plus nuisibles quand ils le sont à l'intérieur, et surtout lorsqu'ils sont portés dans un viscère aussi sensible que la vessie.

Il est vrai que les injections d'eau végéto-minérale peuvent diminuer et même supprimer une évacuation de mucus assez abondante pour affaiblir beaucoup le malade. Mais en produisant cet effet, elles ne détruisent pas la disposition qui fait affluer le mucus vers la vessie. Ne pouvant plus s'évacuer par cette voie, n'est-il pas à craindre qu'il ne se porte sur d'autres viscères, et qu'il ne produise des ravages infiniment plus funestes que les suites de la faiblesse que l'on aurait voulu prévenir ? Dans le cas d'une grande faiblesse, par une abondante évacuation de mucosités, il faut établir des exutoires, les multiplier, les répéter, en soutenant les forces du malade. Si on ne diminue pas cette évacuation d'une manière aussi rapide en procédant ainsi, on les diminue sans aucun danger; et cette considération est puissante.

Je crois les eaux de Barréges très-propres à stimuler légèrement la membrane interne de la vessie, et à favoriser le dégorgement de ses glandes. Les injections émollientes conviennent particulièrement quand il y a des ulcères ou des aphthes dans la vessie; et quand le mucus est assez épais pour s'opposer à l'issue de l'urine, elles sont évidemment nécessaires.

L'expérience ne m'a encore rien appris sur les effets de l'électricité et du galvanisme. Ces deux moyens me paraissent inutiles quand la vessie n'est pas affectée de paralysie.

Voilà les moyens que le raisonnement et l'expérience indiquent contre le catarrhe de la vessie, dépendant d'un état d'atonie : ils sont applicables au catarrhe produit par une irritation locale, lorsqu'il subsiste après qu'on a dissipé cette irritation. Quand la cause de l'irritation est un calcul, il n'y a point de difficulté pour l'opérateur exercé; mais quand c'est un fongus, le cas est évidemment au-dessus des ressources de l'art.

On a employé l'emplâtre de jusquiame, pour faire périr les vers dans la vessie; mais en supposant que cela réussît, on ne dit pas comment on pourrait les extraire.

Le traitement que je viens d'indiquer convient dans tous les degrés de la maladie; c'est selon les causes qu'il m'a paru important de le varier. J'ai divisé le catarrhe chronique de la vessie en trois degrés, pour en marquer les progrès et faire sentir la nécessité de le combattre de bonne heure. Dans le premier et le second degrés, le succès du traitement est presque toujours certain : dans le troisième, on est le plus souvent réduit à modérer la maladie par des calmans, des exutoires, et à soutenir les forces par un régime analeptique.

DE LA FAIBLESSE ET DE LA PARALYSIE DE LA VESSIE.

La faiblesse de la vessie consiste dans une diminution de la sensibilité et de la contractilité de ce viscère telle qu'il ne remplit ses fonctions que d'une manière incomplette, et sa paralysie consiste dans la suspension de ces propriétés.

La paralysie de la vessie a rarement lieu

d'une manière subite, quand elle n'a pas pour causes sa distension par la résistance à un besoin pressant d'uriner, une chûte ou un coup violent sur le sacrum. Cette maladie est ordinairement précédée d'une faiblesse plus ou moins considérable de la vessie qui subsiste long-tems et quelquefois plusieurs années.

C'est sur cet état antérieur qu'il importe le plus de fixer l'attention et des malades et des médecins, parce qu'il est infiniment moins difficile à combattre que la paralysie. Lorsque cette maladie est la suite d'une longue faiblesse, la vessie est dans un état d'altération qui rend toujours le traitement très-long, et quelquefois le succès incertain.

Je ne désignerai point la faiblesse de la vessie sous le nom de paralysie incomplette. Pour que l'on puisse dire qu'il y a paralysie de la vessie, il faut que l'urine ne coule point du tout, sans être retenue par un obstacle organique, ou qu'elle coule involontairement, et comme on dit, par regorgement.

Quand, par de fréquentes rétentions et par un obstacle au libre écoulement de l'urine, la vessie a perdu de sa sensibilité et de sa contractilité, elle n'est point affectée de paralysie, mais d'une faiblesse qui peut dégénérer en cette maladie, lorsqu'on ne fait rien pour la prévenir. Un membre qui n'exécute pas les mouvemens dont il était capable avant d'avoir perdu de sa force naturelle, n'est point pour cela paralysé. Ceci peut s'appliquer à la vessie, chez les enfans qui urinent en dormant, non parce qu'il y a paralysie, mais faiblesse du sphincter de la vessie, comme chez les vieillards et chez les femmes qui urinent malgré eux par les secousses violentes d'une voiture, et en courant ou en riant.

Il n'est pas difficile à concevoir que l'urine sort par la pression des intestins sur la vessie, déterminée par les secousses dans les deux premiers cas, et par les mouvemens du diaphragme dans le troisième. Il est bien évident que l'urine ne sort que lorsque le sphincter de la vessie ne peut se contracter assez pour résister à l'effet de la pression.

SYMPTOMES

DE LA FAIBLESSE ET DE LA PARALYSIE DE LA VESSIE.

Le jet de l'urine conserve la même grosseur, s'il n'y a aucun corps étranger dans la vessie, ni aucun obstacle dans l'urètre à l'écoulement de ce liquide. Mais à mesure que la faiblesse de la vessie augmente, il est toujours moins long, et à une époque plus ou moins éloignée, selon le tempérament et le régime des malades, il arrive que l'urine tombe verticalement, et sans former le moindre jet. Il faut attendre, et quelquefois long-tems, pour commencer à uriner, et souvent on ne peut y parvenir qu'en faisant des efforts, en contractant les muscles de l'abdomen, pour comprimer la vessie, et suppléer ainsi à l'insuffisance de ses contractions. Non seulement le jet perd de sa longueur au point de devenir perpendiculaire, mais à mesure que la vessie se contracte plus faiblement, l'urine s'évacue en plus petite quantité; il en reste toujours davantage dans ce viscère après chaque évacuation, et les besoins d'uriner deviennent plus fréquens. En y séjournant, elle s'altère, devient âcre, irritante, sans pouvoir déterminer des contractions assez fortes pour être expulsée. L'irritation qu'elle excite détruit la sensibilité de la membrane interne de la vessie, et en augmente l'épaisseur en y faisant affluer plus abondamment les liquides, comme nous l'avons dit ci-dessus. La plupart des vieillards croient que cette infirmité est une suite de leur âge et négligent de consulter sur leur état.

Quand il s'est fait un amas d'urine, si l'on néglige d'introduire la sonde, cet amas devient de plus en plus considérable, et produit une distension telle que les contractions deviennent tout à fait impossibles. Alors il y a paralysie, et rétention, si le sphincter de la vessie conserve assez de force pour s'opposer à l'issue de l'urine par regorgement.

Lorsque l'urine sort de cette manière, les malades n'éprouvent qu'un sentiment de pesanteur, sans aucune douleur.

Avant la suppression complette de l'écoulement de l'urine, la vessie peut en contenir assez pour former une tumeur au-dessus du pubis. Il est des malades dont la vessie est si petite que, même après cette suppression, la tumeur au-dessus du pubis n'a point lieu. En général cette tumeur n'est point douloureuse; quelquefois même elle ne l'est pas dans les premiers jours de la rétention. La plupart des malades cependant sont tourmentés et font de grands efforts pour uriner. Si l'on néglige de sonder, cet état peut donner lieu à des nausées, à des vomissemens, à des sueurs abondantes ayant l'odeur d'urine; le pouls devient petit, fréquent, les pieds œdémateux, et le malade se trouve dans un tres-grand danger.

L'inflammation est un symptôme rare dans ce cas, parce que la vessie ayant perdu peu à peu de sa sensibilité, n'est guère susceptible de s'enflammer. Les crevasses et les infiltrations urineuses sont encore moins à craindre. La faiblesse du sphincter de la vessie, et l'issue de l'urine par regorgement, les rend extrêmement rares.

Lorsque l'urine s'évacue en plus ou moins grande quantité, la tumeur fournie par la vessie au-dessus du pubis, peut durer long-tems sans que les malades en soient incommodés autrement que par un sentiment de pesanteur vers cette région et au périnée, et par le besoin d'uriner fréquemment. M. le professeur Sabatier a vu des malades chez lesquels cette tumeur existait depuis plus de six mois, et qui ne s'en doutaient pas. Ce grand praticien fut consulté pour une femme qui avait une tumeur au-dessus du pubis, survenue à la suite d'un accouchement laborieux. La malade ayant pu satisfaire au besoin d'uriner à volonté depuis six semaines que cette tumeur avait commencé à paraître, il ne fut reconnu qu'elle était formée par un amas d'urine, que par l'introduction de la sonde.

Vandeweren (1) a le courage d'avouer une erreur bien grave, puisque la malade en fut victime. Une femme qu'il croyait hydropique, mourut d'une rétention d'urine et de la crevasse qui se fit à la vessie.

Le volume du ventre ne fut point attribué à une rétention, parce que l'urine coulait continuellement par l'urètre.

Vandeweren ne serait pas tombé dans cette erreur, s'il eût été familier avec les maladies de la vessie.

Il ne faut pas avoir une grande habitude d'observer ces maladies, pour reconnaître que l'urine sort par regorgement, lorsqu'elle coule continuellement, et qu'il y a tumeur au-dessus du pubis.

Il est très-commun que la vessie ne se

---

(1) Dissertatio de erroribus medicorum suâ utilitate non carentibus.

vide pas complettement chez les vieillards : ce qu'ils ignorent et laissent ignorer long-tems, le plus souvent jusqu'à ce qu'un sentiment de pesanteur dans la région du pubis et au périnée les force à exposer leur état à un médecin.

CAUSES

DE LA FAIBLESSE ET DE LA PARALYSIE DE LA VESSIE.

Les causes de la faiblesse et de la paralysie de la vessie, sont l'âge avancé, particulièrement chez les personnes qui sont d'une constitution pituiteuse et pléthorique, la paresse qui fait qu'on urine sur le côté étant au lit, au lieu de se mettre dans une position favorable à l'évacuation complette de l'urine, une humeur dartreuse, psorique, arthritique, etc., fixée sur la vessie, des boissons diurétiques prises abondamment, le rétrécissement de l'urètre ou tout autre obstacle à l'évacuation de l'urine, les travaux du cabinet et toutes les occupations qui obligent à une vie sédentaire : ainsi les joueurs et ceux qui restent long-tems à table, y sont très-sujets. On est encore exposé à la faiblesse et par suite à la paralysie de la vessie, quand, par négligence ou par vivacité, on ne vide pas complettement ce viscère chaque fois qu'on urine.

Voilà les causes de la faiblesse et presque toujours de la paralysie de la vessie, lorsqu'elles continuent long-tems d'agir. Celles qui produisent la paralysie de la vessie le plus souvent d'une manière subite, sont la distension forcée de ses fibres par la résistance à un besoin d'uriner pressant, l'inflammation de ses parois, la commotion du cerveau, l'ébranlement, et surtout a compression de la moëlle épinière, une fièvre adynamique, ataxique, l'apoplexie.

Age avancé. Parmi les infirmités auxquelles la vieillesse est sujette, il n'en est point de plus communes que celles qui dépendent de l'état morbifique du systême urinaire, et qui tourmentent davantage. La sensibilité et la force diminuent nécessairement chez le vieillard. Sa mémoire s'affaiblit, son imagination cesse d'être vive et féconde; il ne voit plus et n'entend plus à la même distance, ni aussi distinctement; il n'articule plus les sons ni avec la même force, ni aves la même netteté; sa démarche devient lente, faible et vacillante. Il s'accoutume à des pertes qu'il n'éprouve qu'insensiblement, et il les supporte sans murmurer et sans se plaindre, parce que la raison lui dit qu'il faut se soumettre aux lois immuables de la nature : mais quand la vessie participant à cette diminution générale de sensibilité et de force, il ne peut satisfaire qu'avec difficulté, ou d'une manière incomplette, à des besoins qui se renouvellent souvent, il se trouve bien malheureux et bien à plaindre.

C'est par son organisation et par la nature de ses fonctions que la vessie est un des organes qui font le plus tôt sentir les incommodités. Les muscles au moyen desquels s'exécutent ses contractions, sont naturellement si faibles qu'ils ont besoin, lorsqu'on a passé la première jeunesse, d'être aidés par ceux de l'abdomen.

La vessie recevant continuellement un liquide qui contient des principes plus ou moins âcres, sa sensibilité est continuellement excitée; il en résulte qu'elle conserve cette propriété vitale à un degré suffisant pour l'exercice de ses fonctions, moins longtems que les autres organes.

Après une certaine époque de l'âge, plus tôt ou plus tard, selon le tempérament et le régime antérieur, la vessie n'obéit plus assez au stimulus de l'urine, et sa tunique musculaire, ainsi que les muscles abdominaux, ne peuvent plus se contracter assez fort pour évacuer complettement ce liquide. Il en reste une quantité de plus en plus considérable. En séjournant, il s'altère, irrite la vessie et diminue nécessairement sa sensibilité; il entretient un état de distension qui l'affaiblit et qui constitue la paralysie, lorsqu'il est porté à un degré qui rend ses contractions impossibles. *Observamus*, dit Frédéric Hoffmann, *ab improvida, diuturna et molestissima urinæ copiosæ retentione, ejus exitum difficilem fieri, quià nimiâ urinæ copiâ et distensione elater vesicæ fractus et destructus fuit, ita prorsus ut ad debitam constrictionem difficulter redeat.*

Ce qui prouve que le séjour de l'urine dans la vessie diminue sa sensibilité et sa force contractile, c'est que les personnes qui ne sont plus dans l'âge de la jeunesse, sont exposées à ne plus éprouver le besoin d'uriner, lorsqu'elles y ont résisté la première fois qu'il s'est fait sentir, et que dans tous les âges on urine avec moins de force lorsqu'on s'est trouvé dans une circonstance qui a forcé de supporter long-tems ce besoin.

Tous les vieillards n'éprouvent pas les infirmités provenant de la faiblesse de la vessie; mais on peut dire qu'il en est peu qui en soient exempts. Elles s'observent plus fréquemment chez ceux qui sont d'une constitution molle et lymphatique, ou chez ceux qui ont été soumis à des causes qui ont agi particulièrement sur le système urinaire.

Travaux du cabinet. Ces travaux ne produisent pas la faiblesse de la vessie seulement par la vie sédentaire, mais par l'état de contention où se trouve l'organe dont l'influence est nécessaire pour animer l'action de tous les autres. Quand on est livré à de fortes méditations, la respiration et toutes les autres fonctions languissent, la transpiration diminue, la sécrétion de l'urine est plus abondante; et à cause de la diminution de la sensibilité générale, on ne sent point le stimulus qu'elle excite dans la vessie, ou si on le sent, on néglige souvent de satisfaire au besoin de la rendre. Elle séjourne, et de-là les effets que nous avons exposés ci-dessus. Si les maladies qui ont si cruellement tourmenté Buffon, Domergue et tant d'autres savans que je pourrais citer, n'ont pas eu pour cause les travaux auxquels ils étaient livrés, on peut assurer qu'ils y ont puissamment contribué.

Ce que je viens de dire sur la manière dont les travaux du cabinet produisent la faiblesse de la vessie chez les hommes de lettres, peut s'appliquer à ceux qui restent long-tems à table, et surtout aux joueurs; mais il faut ajouter que ceux-ci y sont beaucoup plus exposés. Quelle que soit la passion avec laquelle on se livre à l'étude ou à la composition, elle n'est jamais aussi forte que celle du joueur. Le malheureux n'a du sentiment que pour l'espoir et pour la crainte. Quand il éprouverait le besoin d'uriner, peut-il redouter les maux auxquels il s'expose, en négligeant d'y satisfaire, lorsqu'il est dans un état qui souvent lui fait desirer la mort.

Si l'on restait long-tems à table sans prendre beaucoup de vin et beaucoup de liqueurs, on ne serait pas plus exposé à la faiblesse de la vessie que ceux qui restent long-tems assis: mais à cette cause se joint presque toujours une sécrétion abondante d'urine qui n'est pas toujours évacuée. Souvent une conversation très-animée ne permet pas de sentir le besoin d'uriner. La vessie est donc plus ou moins distendue, et perdant de sa sensibilité par le stimulus inutile qu'elle reçoit, elle tombe dans un état de faiblesse à une époque plus ou moins éloignée, selon que cet abus s'est renouvelé plus ou moins fréquemment.

Cette cause paraîtra bien plus puissante, si l'on considère que ceux qui prennent abondamment des boissons spiritueuses fortes, urinent toujours mal ou en petite quantité. Cela peut s'expliquer par la transpiration qui est toujours plus abondante quand les puissances vitales sont fortement stimulées, mais encore par les effets des boissons spiritueuses sur la vessie, qui sont l'irritation et la diminution de la souplesse de ses fibres qui est telle quelquefois que leurs contractions sont suspendues. Il serait difficile d'indiquer une autre cause de la rétention d'urine, si fréquemment produite par les spiritueux.

Excès des plaisirs vénériens. Les effets de cette cause sont bien connus. Personne n'ignore qu'il n'en est aucune qui détruise plus directement ni plus promptement les forces.

Si chez les plus jeunes, elle ne produit que rarement la faiblesse de la vessie d'une manière remarquable, ils n'en sont point exempts lorsqu'ils sont parvenus à un âge avancé, surtout ceux qui se sont abandonnés au funeste penchant de la masturbation. Ma pratique ne m'ayant fourni aucun exemple de cette maladie dans la jeunesse, je vais rapporter l'observation de Chopart (1) :

« Un jeune homme s'était livré à la masturbation dès sa tendre jeunesse. La faiblesse et la débilité de son corps en accusaient l'intempérance excessive. Il avait la peau molle, le teint pâle, la vue faible, les mains tremblantes, la démarche lente, les digestions pénibles, souvent le dévoiement, le sommeil lourd et long, peu de mémoire et peu d'énergie dans les facultés intellectuelles : cependant l'idée du plaisir et un léger attouchement suffisaient pour provoquer l'émission de la semence. Cette émission fréquente avait peu de force, et la liqueur était claire et presqu'inodore; il avait aussi un suintement continuel de sérosité blanchâtre et muqueuse par l'urètre. Ce suintement ne

(1) Maladies des voies urin., p. 230.

pouvait être suspecté vérolique; ce jeune homme n'avait eu commerce avec aucune femme. Il avait fait usage de beaucoup de remèdes tempérans, rafraîchissans et même toniques, tant pour résister à la mauvaise habitude qu'il avait contractée, que pour empêcher l'écoulement muqueux produit par le relâchement des lacunes de l'urètre. L'indisposition principale pour laquelle il demandait mes conseils, était une difficulté de rendre toutes ses urines. Lorsqu'il sentait le besoin d'uriner, il expulsait d'abord ses urines avec assez de force et à plein jet, puis elles sortaient lentement et goutte à goutte; en redoublant d'efforts, elles dardaient, bientôt après elles s'arrêtaient. Il éprouvait dans le fond du bassin, vers le périnée, une pesanteur avec envie d'uriner; il avait remarqué que le sentiment de pesanteur était plus pénible lorsqu'il avait uriné étant couché. Diverses questions sur la nature de ses urines me donnèrent lieu de présumer qu'il n'avait point la pierre; cependant je desirai le sonder, il venait d'uriner : la sonde introduite sans résistance dans l'urètre, laissa écouler plus d'urine qu'il ne venait d'en rendre. Comme il n'éprouva point alors la pesanteur ordinaire après le pissement, je jugeai que la vessie était faible et n'expulsait point la totalité des urines : je l'engageai à quitter l'habitude d'uriner étant couché; je lui conseillai de pisser debout, d'appliquer contre ses cuisses le vase qui devait recevoir ses urines, et si ces moyens ne réussissaient pas, de s'introduire une sonde de gomme élastique dans la vessie, lorsqu'il aurait satisfait à l'envie d'uriner. Il suivit mes conseils, et pour ne point être tenté d'uriner étant couché, il laissait son pot de chambre éloigné de son lit; ce qui l'obligeait de se lever. Par ces moyens, il éprouva du soulagement dans l'espace de quinze jours; il rendit à la fois une plus grande quantité d'urine. J'ai revu ce jeune homme au bout de six mois, il ne se plaignait plus; il lui restait encore un suintement séreux par l'urètre. Je l'invitai à faire usage des bougies dessicatives ou de celles de gomme élastique; mais il ne voulut point se soumettre à leur usage. » (1)

J'ai rapporté cette observation, parce que

(1) Quelque respect que j'aie pour l'auteur de cette observation, je ferai remarquer qu'il n'y a jamais eu, et qu'il n'y a point de bougies dessicatives.

les exemples de faiblesse de vessie portée à ce point chez les jeunes gens, sont extrêmement rares. Dans l'âge de la vigueur, les muscles jouissent d'une si grande énergie. qu'il est bien rare qu'ils soient affaiblis au point que leurs fonctions soient altérées d'une manière sensible : cependant j'ai soigné, pour d'autres maladies, plusieurs jeunes gens fatigués par des excès vénériens, qui n'urinaient pas aussitôt qu'ils en sentaient le besoin, ni avec la force qui appartient à leur âge. Sous le rapport du système urinaire, ils pouvaient être comparés à des vieillards.

Une humeur âcre, arthritique, rhumatismale, herpétique, psorique fixée sur la vessie. Une humeur produit-elle la faiblesse de la vessie, en diminuant progressivement la sensibilité par l'irritation qu'elle excite, ou en donnant lieu à l'engorgement de son tissu ? Si l'on pouvait admettre une de ces hypothèses, celle-ci serait la plus vraisemblable, sans pouvoir être admise. L'autopsie ne nous a pas encore fourni des faits assez nombreux pour que l'on puisse en reconnaître la vérité. Ce qu'il y a de bien démontré par l'observation et par l'expérience, c'est qu'une humeur quelconque peut se fixer sur la vessie. Il n'est aucun praticien un peu occupé qui n'ait eu occasion d'observer que la faiblesse de la vessie et plusieurs autres affections de ce viscère, sont souvent les suites de cette métastase.

Desbois de Rochefort, médecin de l'hospice de la Charité, fit appliquer un large vésicatoire sur l'hypogastre d'un jeune homme affecté d'une cystite, pour dériver à l'extérieur une humeur rhumatismale qu'il supposait fixée sur la vessie, se fondant sur ce qu'on lui avait dit que le jeune homme était affecté de rhumatisme, et que plusieurs fois il avait éprouvé des douleurs dans différentes parties du corps. Le succès justifia pleinement ce diagnostic. Dix-huit heures après l'application du vésicatoire, les symptômes commencèrent à diminuer, et la maladie se dissipa complettement.

Morgagni (1) rapporte, d'après Valsalva, qu'un jeune homme chez lequel on avait répercuté la gale au moyen d'un onguent, fut affecté d'une rétention d'urine à laquelle il succomba le vingt-unième jour.

On a dit que la rétention d'urine qui ar-

---

(1) De sedibus et caus., epist. 41, art. 4.

rive quelquefois dans la fièvre adynamique ou dans la fièvre ataxique, dépend de la paralysie de la vessie produite par l'humeur morbifique qui s'est portée sur ce viscère. Cette opinion est fausse relativement à la cause de la paralysie. Avec des connaissances bien ordinaires sur les lois de l'économie animale et sur la nature de la fièvre adynamique et de la fièvre ataxique, on aurait reconnu que la paralysie de la vessie, dans ces deux cas, peut être attribuée avec infiniment plus de raison à la prostration du principe vital, qu'à une humeur morbifique. Dans une fièvre adynamique ou dans une fièvre ataxique, les fonctions de la vessie se suppriment, ou elles deviennent irrégulières, comme les mouvemens de la langue, ceux des bras et des jambes; et cela, par la faiblesse du principe vital et le défaut d'équilibre des fonctions qui en résulte.

Boissons diurétiques prises abondamment. Cette cause seule ne suffirait pas pour produire la faiblesse de la vessie, s'il n'y avait aucune disposition préexistante : au moins il n'existe aucune observation qui permette de croire le contraire. C'est seulement aux personnes qui sont menacées de cette maladie, qu'il importe d'éviter d'en faire usage. D'après ce que nous avons dit sur l'effet des excitans, il est évident que des boissons diurétiques prises abondamment, peuvent concourir à produire la faiblesse de la vessie, en diminuant sa sensibilité de plus en plus et en déterminant des contractions fréquentes.

Rétrécissement de l'urètre. Cette cause est très-commune dans les grandes villes : il n'en est point qui tende aussi directement à produire la faiblesse de la vessie. Cette maladie est presque toujours la suite du séjour de l'urine et des contractions réitérées qui résultent nécessairement de tout obstacle à l'évacuation de ce liquide.

La plupart des causes indiquées ci-dessus peuvent aussi donner lieu à la faiblesse du sphincter de la vessie et à l'incontinence d'urine, ainsi que l'usage de la sonde continué trop long-tems. Si l'incontinence d'urine est immédiatement l'effet de cette faiblesse, elle est plus incommode et plus difficile à combattre que la faiblesse de la vessie.

La distension des fibres de la vessie par la résistance au besoin d'uriner, peut s'opérer au point d'être immédiatement suivie de rétention. Dans ce cas, ainsi que dans celui d'une vive inflammation, il n'y a pas paralysie, comme on a coutume de le dire. Un organe n'est point affecté de paralysie tant qu'il conserve sa sensibilité. La rétention est l'effet du spasme qui accompagne toujours une vive inflammation, et de la faiblesse des fibres de la vessie qui résulte d'une distension considérable.

On ne parle jamais de la distension forcée des fibres de la vessie, sans citer l'exemple du célèbre Tycho-Brahé. Fabrice de Hilden(1) rapporte, d'après Toxotius, que Tycho-Brahé étant d'un banquet à Prague, se trouva retenu plus long-tems que ses forces et son genre de vie ne le lui permettaient; que s'étant efforcé de retenir ses urines, il ne lui fut plus possible de les évacuer, et qu'il mourut de cette rétention. D'autres disent que ce grand astronome ne sentit pas le besoin d'uriner, parce qu'il était fortement occupé à observer les astres.

(1) De lithot., lib. c. 3, p. 710.

La distension forcée des fibres de la vessie par la même cause, peut subitement donner lieu à la rétention chez les jeunes gens. En voici un exemple cité par Ambroise Paré (1). « Pour avoir retenu trop longuement, l'urine » ne peut sortir à cause que le conduit est » restrécy et rendu plus anguste (2); joinct » que la vertu expultrice ne peut compri- » mer la vessie pour jetter ce qui est contenu » à raison de la grande dilatation d'icelle et » de la douleur qui débilite et abbat incon- » tinent toutes les vertus de la partie affligée: » et partant il se fait entière suppression » d'urine. Ce qu'on a vu advenir à plusieurs; » et encore nagueres à un jeune serviteur » qui revenoit des champs, menant en croupe » une honneste damoyselle sa maitresse bien » accompagnée, et estant à cheval, lui print » vouloir de pisser; toutesfois n'osant des- » cendre, et moins encore faire son urine à

(1) Liv. 17, chap. 50, p. 412.

(2) Ce n'est pas parce que le canal est plus étroit que l'urine ne peut pas s'écouler. Quand les fibres de la vessie ont éprouvé une distention considérable, il est évident que l'urine se supprime, parce qu'elles ne peuvent se contracter assez pour l'expulser.

» cheval, estant arrivé en ceste ville, Paris, » il voulut pisser : mais il ne peut nullement, » et avoit de très-grandes douleurs et es- » preintes avec une sueur universelle, et » tomba presqu'en syncope. Et alors l'on » m'envoya quérir : et disoit-on que c'estoit » une pierre qui l'engardoit de pisser : et » estant arrivé, lui mis une sonde dedans la » vessie et pressai le ventre, et par ce moyen » pissa environ une pinte d'eau : et n'y trouvai » aucune pierre, et depuis ne s'en est senti. »

Inflammation des parois de la vessie. Quand l'inflammation des parois de la vessie est violente, la paralysie de ce viscère peut en être la suite. Sa sensibilité vivement excitée, et l'engorgement de ses vaisseaux, préparent un état d'atonie quelquefois assez considérable pour ne pas permettre la contraction de ses fibres. Ce cas étant un des plus fréquens et des plus connus, il est inutile d'en citer des exemples. Le col de la vessie est plus susceptible de s'enflammer que le corps de ce viscère.

Commotion du cerveau. Quand elle est assez violente pour donner lieu à la paralysie de la vessie, le malade est dans un danger qui ne permet guère de s'occuper de ce viscère. Il est beaucoup plus urgent d'examiner si cette commotion n'est pas accompagnée d'un épanchement cérébral. Nous n'avons aucun exemple de paralysie survenue après une commotion du cerveau produite par des coups portés directement sur la tête. De ce que la commotion du cerveau n'est suivie de la paralysie de la vessie que dans le cas où elle a été produite par une chûte violente, il y a lieu de croire que cette maladie dépend beaucoup plus de la lésion de la moëlle épinière, que de celle du cerveau.

Ebranlement, compression de la moëlle épinière. Dans l'un et l'autre cas, la paralysie de la vessie survient par la perte de sa sensibilité.

La paralysie de la vessie est toujours la suite de la luxation des vertèbres dorsales ou lombaires : on en trouve plusieurs exemples dans Morgagni (1). Elle peut avoir lieu par des chûtes ou des coups violens sur la

(1) De sedibus et caus.; epist. 52, art. 34; epist. 54, art. 26; epist. 58, art. 35.

colonne vertébrale (1), sur le sacrum, par tous les efforts capables de causer la distension de la colonne épinière, par le gonflement, l'affaissement, la carie ou l'érosion d'une ou de plusieurs vertèbres, par un épanchement sanguin, purulent, séreux, ou par un développement d'hydatides dans le canal vertébral.

La paralysie de la vessie peut encore être produite par des tumeurs skirreuses, stéatomateuses ou de toute autre nature, situées sur le trajet des nerfs qui se distribuent à la vessie; par une fièvre adynamique, ataxique, l'apoplexie. Quand ces différentes causes produisent la paralysie, c'est en diminuant la sensibilité générale à un tel point que ce viscère n'en conserve pas assez pour obéir au stimulus de l'urine. En général, on ne fait pas assez d'attention à l'état de la vessie dans ces différens cas. Quand elle ne se vide pas complettement, le séjour de l'urine aggrave nécessairement la maladie primitive et contrarie l'effet des médicamens les mieux appropriés.

---

(1) J'ai souvent observé cet accident à l'Hôtel-Dieu de Paris.

PROGNOSTIC.

La paralysie de la vessie qui est l'effet de la vieillesse, exige toujours des soins long-tems continués. Quand, par des moyens bien choisis et bien administrés, on est parvenu à détruire la maladie, on ne peut pas toujours se flatter d'en prévenir le retour.

Dans tous les autres cas où la paralysie de la vessie a été produite par des causes qui ont agi lentement, ce viscère est dans le même état, ou à peu près, que chez les vieillards affectés de la même maladie. Si le sujet n'est pas d'un âge très-avancé, et si, la constitution n'étant pas très-appauvrie, le principe vital conserve encore quelque énergie, on peut espérer de rétablir les fonctions de la vessie; mais difficilement quand ses fibres ont perdu beaucoup de leur contractilité, par des distensions considérables long-tems et fréquemment répetées. Pour le prouver, je pourrais rapporter plusieurs observations, mais je me bornerai à la suivante :

M. N., âgé de soixante-seize ans, fut attaqué d'une rétention d'urine le 15 février 1810. Il fit appeler son médecin, qui conseilla des sangsues, et ensuite un demi-bain. Ces moyens ne firent point uriner. Un chirurgien fut appelé par le médecin pour sonder le malade. Après plusieurs tentatives et de violens efforts, le chirurgien croyant être parvenu dans la vessie, quoiqu'il ne se fût point écoulé d'urine, fixa la sonde dans une fausse route qu'il avait faite.

Appelé auprès de ce malade, je trouvai la vessie très-distendue. Je présumai d'abord que la sonde n'était point parvenue jusque dans la vessie; et pour m'en assurer, je lui fis exécuter quelques mouvemens, tandis que j'avais un doigt introduit dans l'anus. Je retirai aussitôt cette sonde et j'en introduisis une autre de même métal (d'argent), et de la même grosseur, sans aucune autre difficulté que celle d'éviter la fausse route. Il sortit une quantité d'urine considérable.

Persuadé que la rétention dépendait de la faiblesse de la vessie, je substituai une sonde de gomme élastique que je fixai à demeure.

La nuit suivante, il survint un engorgement au cordon et au testicule du côté gauche. Cet événement est souvent la suite des tentatives répétées et violentes que l'on a faites pour sonder. Le testicule était très-douloureux, ainsi que la région des lombes; il y avait beaucoup de fièvre et d'altération, avec une sécheresse de la langue considérable. Je fis appliquer des cataplasmes sur le testicule, et je conseillai un demi-bain, de l'eau de poulet, et, de tems en tems, quelques tasses de limonade. La fièvre ne cessa point, et l'inflammation fit même des progrès; le malade était pour ainsi dire privé de sommeil.

Les moyens que je viens d'indiquer furent continués, excepté les demi-bains que le malade ne prit que pendant les premiers jours. Bientôt il se forma plusieurs petits dépôts autour du testicule. Ces dépôts furent ouverts successivement, et le malade se trouva beaucoup plus calme. Je permis qu'on lui donnât quelques bouillons et quelques cuillerées de vin de Malaga. Je fis supprimer la limonade et ajouter à l'eau de poulet des plantes amères, et bientôt on donna des crêmes de riz. La liberté du ventre fut entretenue par des lavemens. Les urines étant chargées de mucosités, et même mêlées d'un peu de sang, on retirait souvent la sonde pour la nettoyer. Je fis faire des injections dans la vessie trois fois par jour, pour évacuer ces matières, et pour fortifier le viscère. J'ordonnai des antiscorbutiques unis aux amers. Peu de tems après on ne vit plus de sang dans les urines, il y avait seulement un peu de mucosité; les plaies faites par les ouvertures des dépôts se cicatrisaient; mais le testicule, ainsi que le cordon restant toujours gonflés et durs, les cataplasmes furent continués.

Dans le courant du mois de mai, deux mois après les premiers accidens, il survint un empâtement au bas du ventre et de l'infiltration à la partie inférieure des jambes. Alors j'augmentai la dose des amers et des antiscorbutiques, et je les combinai avec les diurétiques. Le malade prenait de bons alimens, mais toujours en petite quantité. Vers la fin du mois de juin, l'empâtement était dissipé, et l'infiltration ne paraissait que le soir; il y avait beaucoup moins de gonflement et de dureté au testicule, ainsi qu'au cordon, et le malade était plus fort. Bientôt il sortit un peu d'urine entre le canal et la sonde, ce qui ajouta beaucoup à l'espérance que j'avais d'obtenir une parfaite guérison. J'appris au malade à se sonder lui-même, et il cessa de porter la sonde pendant le jour. Il se sondait toutes les trois heures, et plutôt si le besoin d'uriner se faisait sentir, et il fixait la sonde à demeure pendant la nuit. Je me bornai alors aux antiscorbutiques. Je conseillai à M. N. de marcher suivant ses forces, et d'aller respirer l'air de la campagne. Il s'y rendit vers la fin de juillet. A cette époque, il rendait une partie des urines sans le secours de la sonde; le testicule et le cordon étaient presque dans l'état naturel. Les forces étant considérablement augmentées, je fis cesser les antiscorbutiques, et M. N. prit à ses repas une tisane mêlée avec du vin. Il jouissait de sa santé ordinaire, et la vessie faisait de mieux en mieux ses fonctions. Il y eut cependant des mucosités dans les urines jusqu'à la fin de décembre. A cette époque, M. N. cessa de porter la sonde pendant la nuit; il se sondait avant de se coucher, et pendant qu'il était au lit, lorsqu'il avait besoin d'uriner. Au mois d'avril 1811, il urinait assez bien; je lui conseillai cependant d'introduire toujours la sonde après avoir uriné, tant qu'il le jugerait nécessaire pour vider complettement la vessie. Je lui fis prendre successivement du vin antiscorbutique et des eaux de Passy.

M. N. prit des bains tièdes sans mon conseil, et retarda ainsi sa guérison.

Cette observation prouve que chez un sujet très-âgé, la vessie peut reprendre une partie de son ressort, même après un traitement mal dirigé dans le principe.

Dans un cas de distension subite chez un sujet jeune et fort, il suffit d'évacuer l'urine; la vessie se rétablit d'elle-même dans son état naturel.

Quand cette maladie est l'effet d'une chûte assez violente pour être suivie de la commotion du cerveau ou de la moëlle épinière, sa cause indique assez combien le malade est en danger. Elle se dissipe ordinairement en peu de jours, lorsqu'il n'y a eu qu'un ébranlement léger de cette moëlle; mais quand il y a compression, on chercherait en vain à dissiper la maladie, si l'on n'avait pu en détruire la cause.

La paralysie de la vessie qui accompagne quelquefois une fièvre adynamique, ataxique ou l'apoplexie, cesse pour l'ordinaire avec ces maladies, quand il ne reste après aucune lésion de la sensibilité. Si, comme il arrive quelquefois, l'apoplexie est suivie d'hémiplégie, la vessie ne recevant que d'un côté l'influence des nerfs sacrés, ne peut remplir ses fonctions qu'avec lenteur.

TRAITEMENT.

Le peu de succès que l'on obtient en général du traitement de la faiblesse et surtout de la paralysie de la vessie, vient de ce que l'on considère cette maladie comme locale et comme indépendante de la constitution. Elle devient en effet presque toujours locale par les altérations qu'elle produit en vieillissant; et c'est une raison de plus de combattre sa cause primitive. Cette cause devient plus puissante par les progrès de la maladie, et serait plus capable de la renouveler, si l'on pouvait parvenir à la faire cesser en agissant seulement sur l'organe affecté.

Le rapport constant qui existe entre tous les organes, autorise à croire qu'il y a rarement faiblesse de la vessie, sans qu'il y ait un état d'atonie générale ou une disposition constitutionnelle particulière, auxquels ce viscère participe, et qui doivent, tant qu'ils subsistent, rendre inutiles les moyens employés pour rétablir ses fonctions. Il peut arriver que la vessie ayant été soumise à l'action d'une ou de plusieurs causes débilitantes, soit affectée d'une faiblesse particulière. Quand même on en aurait la certitude, il ne faudrait point négliger, comme on l'a fait trop souvent, de considérer l'état de toute la constitution, et de le changer de la manière la plus favorable et la plus propre à préparer le succès des moyens à employer pour le rétablissement des fonctions de la vessie.

Des boissons adoucissantes, des bains, la saignée ou des sangsues, sont les moyens généralement employés contre la rétention d'urine, ou une difficulté d'uriner quelconque : ce qui convient très-bien, si le mal dépend de l'inflammation ou du spasme de la vessie; mais si ce viscère est dans un état d'atonie, il n'est pas nécessaire de faire remarquer que cette pratique est absolument le contraire de ce qu'il faut faire.

Il n'est pas difficile de rendre raison pourquoi les relâchans sont si fréquemment employés contre la rétention d'urine et contre les difficultés d'uriner. D'abord ils soulagent, souvent même ils font uriner : ce qui est suffisant pour en justifier l'usage aux yeux du malade et des assistans, mais non aux yeux du médecin instruit. Dans les cas d'atonie, les relâchans soulagent en diminuant les forces au point qu'il n'en reste plus assez pour souffrir; et souvent ils font uriner en ajoutant à la faiblesse ou à la paralysie de la vessie, celle de son sphincter. Ce soulagement momentané coûte bien cher au malade : non seulement la maladie se renouvelle avec beaucoup plus d'intensité, mais encore le succès des moyens à employer pour combattre la cause est infiniment plus incertain, puisqu'on a fait tout ce qu'il fallait pour l'aggraver.

Lorsque la vessie a été distendue par une grande quantité d'urine, les boissons adoucissantes augmentent cette distension; elles affaiblissent, ainsi que les bains, tout le système, et les sangsues anéantissent tout à fait le malade.

Ce qui rend cette erreur si commune, c'est qu'il est peu de médecins qui soient assez familiers avec les maladies de la vessie, pour reconnaître que le plus souvent elles exigent l'usage de la sonde. L'inflammation ou le spasme de la vessie ne sont pas les seules affections de ce viscère où l'on puisse conseiller les boissons relâchantes et le bain; mais ce n'est que dans ces deux cas qu'il est permis de considérer les relâchans comme l'essentiel du traitement.

Je vais procéder à la recherche des moyens curatoires de la faiblesse et de la paralysie de la vessie, suivant les causes.

Faiblesse de la vessie par la vieillesse. Dans tous les cas de cette maladie, il convient d'abord d'évacuer l'urine qui est toujours retenue en plus ou moins grande quantité. Quelques praticiens ont pensé qu'on ne pouvait évacuer l'urine en totalité sans inconvénient, et sans s'exposer à faire tomber dans l'affaissement les parois de la vessie, et même sans causer une faiblesse générale. Depuis long-tems l'expérience a démontré que cette crainte n'est point fondée. C'est par la distension que les parois de la vessie ont été affaiblies, et on craint qu'ils ne le soient encore par une cause opposée, par l'état de vacuité, qui ne peut subsister long-tems et dont les effets seraient bientôt dissipés par une nouvelle quantité d'urine amassée dans la vessie. Quant à la faiblesse générale, il est très-peu à craindre qu'elle ne soit la suite de l'évacuation totale de l'urine, et si elle arrivait, il est si facile de la dissiper, que cette considération ne doit pas empêcher d'agir contre la maladie.

Faut-il laisser la sonde dans la vessie, ou ne l'introduire que de tems en tems? C'est une question à laquelle on ne devrait pas s'arrêter. On ne peut établir aucune règle sur ce point. La conduite que l'on doit tenir étant subordonnée à l'état de la vessie, s'il y a paralysie, ou une si grande faiblesse que l'urine ne puisse s'évacuer qu'en très-petite quantité, il est évident qu'il faut fixer la sonde pour prévenir les altérations et les dangers qui peuvent résulter du séjour de l'urine.

L'usage de la sonde est absolument nécessaire pour le traitement de la faiblesse et surtout de la paralysie de la vessie; mais on y a beaucoup trop compté. On a tellement négligé les moyens propres à en combattre la cause, qu'il semble qu'on a regardé celui-ci comme suffisant pour opérer la guérison.

Le choix de ces moyens est bien difficile, ainsi que la manière de les administrer. Ils varient selon une infinité de circonstances qui ne peuvent être bien saisies et bien appréciées que par les médecins qui ont une grande habitude de soigner les maladies de la vessie.

Pour dissiper la faiblesse de ce viscère dans son origine, on a dit qu'il suffisait souvent d'appliquer un corps froid sur la région hypogastrique ou sur les cuisses. J. L. Petit, dans ses Œuvres posthumes, tome 3, p. 57, dit avoir réussi quelquefois à faire uriner des personnes qui en sentaient le besoin sans pouvoir y satisfaire, en conseillant de leur jeter de l'eau sur le visage, ou de mettre leurs mains dans l'eau de puits, de passer d'un lieu chaud dans un lieu frais, d'appliquer le vase contre les cuisses et le scrotum, de sortir du lit sans s'habiller, et de se tenir debout pieds nuds (1).

Tout cela est bien propre à aider l'action de la vessie et à déterminer l'évacuation de l'urine; mais on ne peut pas y compter pour obtenir une cure radicale. Que résulte-t-il

---

(1) Ces moyens sont généralement abandonnés aujourd'hui, et je n'en aurais pas fait mention, s'ils n'avaient pas été employés par un praticien célèbre.

de l'application du froid sur une partie du corps ? Il en résulte un spasme et une constriction de la peau qui fait affluer une partie de l'humeur de la transpiration vers la vessie, et qui ajoute assez au stimulus auquel elle est déjà soumise, pour donner lieu à l'évacuation de l'urine. Ainsi on altère une des plus importantes de toutes les fonctions pour satisfaire le besoin d'uriner. C'est un avantage, sans doute, mais on l'obtient sans agir contre la maladie, lorsqu'elle n'est pas purement locale.

Loin de troubler les fonctions de la peau dans ce cas, il faut au contraire s'appliquer à les animer et à les soutenir. La sympathie qui existe entre cet organe et la vessie, prouve assez qu'il ne peut résulter que de bons effets de cette pratique.

Dans tous les cas de faiblesse de la vessie, je conseille des frictions sèches sur tout le corps, et particulièrement sur la région hypogastrique, les aines, le périnée, la partie interne des cuisses et sur le sacrum. Si la faiblesse du malade le permettait, on pourrait, avant les frictions, le plonger dans le bain, mais un instant seulement. Le bain ne saurait convenir contre la faiblesse, surtout contre la paralysie de la vessie, puisqu'il est indiqué de fortifier. Il aggraverait nécessairement la maladie, en faisant languir toutes les fonctions. Voici les avantages qui pourraient résulter d'une courte immersion. La peau nettoyée des écailles farineuses qui obstruent ses pores, et devenue plus souple, plus sensible et plus perméable, serait plus susceptible de recevoir l'action des excitans. Les frictions faites avec un morceau d'étoffe imbibée d'une substance aromatique, y ranimerait la circulation plus fortement, et lui rendrait ainsi un degré de sensibilité qui se communiquerait mieux à la vessie, ainsi que l'impression de la substance aromatique.

Il est certains individus qui sont si faibles et si languissans, qu'ils ne pourraient, sans beaucoup d'inconvénient, supporter le bain même pris de la manière que je viens d'indiquer, et chez lesquels il faut se borner à y suppléer, autant que possible, par des lavages sur tout le corps, ayant soin de bien essuyer aussitôt la partie mouillée.

Tout le traitement de la faiblesse et de la paralysie de la vessie n'a, pour ainsi dire, consisté jusqu'à présent que dans l'usage de la sonde, dans des injections stimulantes et

BIBLIOTHÈQUE ROYALE I

quelques toniques donnés à l'intérieur, sans avoir rien fait pour en préparer l'action. Il n'est pas étonnant qu'on ait toujours obtenu des succès si rares et si peu durables.

Un praticien qui a fréquemment observé les maladies de la vessie, dit qu'on emploie souvent, sans aucun avantage contre la faiblesse et la paralysie de ce viscère, les injections d'eau de Balaruc, de Barréges, de décoction de quinquina, etc. Il ajoute qu'un malade très-âgé n'ayant pu supporter les injections d'eau de Balaruc, il en avait fait d'eau végéto-minérale, et qu'elles avaient produit du soulagement. Ce n'est pas une raison pour en conseiller l'usage. L'eau végéto-minérale portée dans la vessie, est un palliatif qui n'est point sans inconvénient.

On s'est borné aux moyens employés localement pour combattre la faiblesse et la paralysie de la vessie, parce qu'on n'a pas assez considéré que l'état de ce viscère est continuellement sous la dépendance de celui de toute l'économie, qu'il est peu de maladies purement locales, et que c'est presque toujours en vain qu'on cherche à les combattre, tant qu'on n'a pas détruit la disposition générale par laquelle elles sont entretenues. Cette disposition, tant qu'elle subsiste, détruit bientôt tous les bons effets que peuvent avoir produits des remèdes particuliers.

Les toniques sont évidemment la base du traitement de la faiblesse et de la paralysie de la vessie; mais pour en obtenir du succès, il faut les donner à propos, et y avoir convenablement préparé le malade.

N'est-il jamais indiqué de faire vomir ou de purger auparavant? Les boissons sudorifiques doivent-elles aussi être négligées?

Il n'est aucun médicament qui agisse d'une manière aussi universelle, et qui soit plus propre à réveiller la sensibilité de tout le système, que les vomitifs. Ils peuvent contribuer beaucoup à faire cesser l'état d'inertie de l'organe urinaire.

Voici une observation qui prouve combien les vomitifs sont propres à favoriser le succès du traitement.

Je fus appelé auprès de M. N., affecté de rétention d'urine. La vessie était assez distendue pour former saillie au-dessus du pubis. Ce malade, âgé de soixante-dix ans, me dit que depuis long-tems il urinait mal. Considérant que sa profession l'avait forcé à rester long-tems assis, et qu'il avait souvent négligé d'obéir au premier mouvement d'uriner, j'attribuai la rétention à la faiblesse de la vessie, et j'introduisis une grosse sonde d'argent. Il sortit plus de deux pintes d'urine.

Je conseillai une boisson diurétique, et je revins trois heures après. Le malade n'avait point uriné, et la vessie était distendue de nouveau : ce qui confirma mon premier diagnostic. J'introduisis une sonde de gomme élastique que je fixai à demeure, l'urine étant évacuée.

L'état saburral de la langue, et la couleur jaune de la peau, me déterminèrent à faire vomir M. N., malgré son grand âge. J'ordonnai deux grains de tartre de potasse antimonié, et douze grains d'ipécacuanha dans quatre verres d'eau, à prendre après un intervalle de trois quarts d'heure. Les deux premiers verres ayant produit une abondante évacuation de bile et de mucosités, on ne donna pas les deux autres, comme je l'avais recommandé. Le malade se trouva peu fatigué. Le lendemain, je lui conseillai une boisson amère et légèrement diurétique, des injections mucilagineuses et toniques, faites dans la vessie trois fois par jour, de bons alimens faciles à digérer, de bon vin, de l'exercice suivant ses forces et pris à la campagne. Quelque tems après, j'ajoutai des antiscorbutiques unis de tems en tems au quinquina.

Bientôt l'urine sortit avec force par la sonde que je retirai, persuadé que la vessie commençait à se contracter ; le malade urina spontanément, mais pas en assez grande quantité pour que la vessie se vidât complettement. J'introduisis encore la sonde. Je la retirai quatre jours après, et l'urine sortit avec plus de force et en plus grande quantité que la première fois. J'appris au malade à se sonder lui-même, lui recommandant d'introduire la sonde après avoir uriné, pour s'assurer si la vessie se vidait complettement. Cet instrument devint bientôt inutile. La guérison fut parfaite après un mois de traitement.

Voici les considérations qui peuvent déterminer à faire usage des purgatifs : chez les vieillards ou les sujets affaiblis, la circulation languit, et toutes les sécrétions ne se font que d'une manière incomplette, les matières excrémentitielles abondent ; les viscères, comme tous les autres organes, ont perdu beaucoup de leur sensibilité et de leur énergie. Les purgatifs sont absolument nécessaires lorsqu'il y a des signes de matières saburrales dans les premières voies. Si l'on donnait les toniques avant d'avoir évacué ces matières, ils ne pourraient qu'être nuisibles. Les purgatifs ont de plus l'avantage de ranimer la circulation dans les intestins et d'y exciter un stimulus qui se communique presque directement à la vessie par l'étroite sympathie qu'ils ont avec ce viscère. Il faut donc les prendre dans la classe des stimulans, mais ne les donner qu'à petite dose, afin de ne pas trop affaiblir.

Les boissons sudorifiques peuvent aussi produire de bons effets contre la faiblesse et la paralysie de la vessie. Non seulement elles déterminent une excitation générale dont les suites ne sont point à redouter chez un sujet faible, mais encore il y a beaucoup à espérer de l'excitation particulière qu'elles produisent sur la vessie, surtout lorsqu'on les a rendues diurétiques par l'addition d'une petite dose de nitrate de potasse. Les diurétiques ne peuvent avoir aucun inconvénient: ils ont même l'avantage de stimuler doucement la vessie, et de contribuer à rétablir ses fonctions, pourvu qu'on ne donne qu'une petite quantité de boisson, lorsqu'ils sont combinés avec les sudorifiques, et que le malade est dans un état qui favorise une abondante évacuation par la peau.

Les médicamens indiqués ci-dessus, variés selon l'âge et le tempérament, et continués plus ou moins long-tems, selon la gravité de la maladie et les effets qu'ils produisent, peuvent tous être employés alternativement chez le même individu. Ils tendent tous à ranimer la circulation générale et le ton de la membrane muqueuse, à exciter la sensibilité de tout le système; et quelques-uns produisent cet effet particulièrement sur les viscères et sur la vessie.

On parvient toujours plus facilement à produire un changement dans l'économie animale, et on fatigue beaucoup moins le malade en prenant différentes voies, qu'en insistant sur le même moyen, à moins que les bons effets qui en résultent n'indiquent d'en continuer l'usage. Cette méthode explorative a au moins l'avantage de faire reconnaître le moyen le plus convenable; ce qui suffirait pour la faire adopter.

C'est aux phlegmatiques que les vomitifs,

les purgatifs et les sudorifiques conviennent le mieux. Il faut toujours les conseiller avec beaucoup de circonspection aux hommes d'un âge avancé et à ceux d'un tempérament sec et nerveux. Dans tous les cas, les frictions sèches offrent beaucoup d'avantages. Elles peuvent être réitérées souvent et continuées long-tems sans aucun inconvénient.

Les toniques sont si évidemment indiqués contre la faiblesse et la paralysie de la vessie, qu'on n'a pas négligé d'en faire usage. Mais le plus souvent ils ont été sans succès, s'ils n'ont pas été nuisibles, parce qu'on avait négligé de disposer le malade à en recevoir l'action. Quand les premières voies sont embarrassées, et que tout le systême est surchargé de matières excrémentitielles, que peut-on espérer de cette espèce de médicamens, surtout lorsqu'ils sont pris dans la classe des astringens? C'est au quinquina qu'on a presque toujours donné la préférence, parce qu'étant le plus actif, ses effets sont plus marqués. On sait combien il importe de préparer à l'usage de ce médicament.

Il est peu de cas de faiblesse où il ne soit

pas indiqué de donner le quinquina; mais il est plusieurs autres toniques qui nedoivent pas être négligés, et par lesquels on doit toujours commencer : tels sont de fortes infusions de mélisse, de sauge, de germandrée, d'absinthe, d'arnica montana, de chamadrys et chamæpitys, d'erysimum, de menthe, de scordium, de camomille, de petite centaurée et autres plantes qui agissent par leur propriété aromatique. On peut faire prendre en même tems des extraits d'angélique, de gentiane, de genièvre, du vin ou du sirop antiscorbutique.

Si l'usage de ces différens médicamens continué un certain tems, n'a pas produit tout l'effet desiré, on passe à celui du quinquina, combiné avec le borax, l'alkali fixe, lessavonneux et autres fondans. On peut aussi combiner les fondans avec les extraits dont nous avons parlé ci-dessus. Ils sont particulièrement indiqués chez les personnes d'un tempérament phlegmatique, ainsi que les eaux minérales sulphureuses.

Ces eaux prises à l'intérieur et en bain, peuvent produire de très-bons effets par leur propriété vivement pénétrante et stimulante; elles peuvent agir très-efficacement contre la faiblesse et contre la paralysie de la vessie.

On peut donner aussi, avec beaucoup d'avantage, des baumes, des teintures, et plusieurs autres substances que je n'exclue point de ce traitement, en négligeant de les nommer; il en est sans doute qui peuvent être préférables à celles qui sont indiquées. C'est au médecin à choisir celles qui paraissent le mieux appropriées à l'état du malade.

Il ne suffit pas d'exposer une série de médicamens; l'essentiel est d'indiquer l'ordre suivant lequel ils doivent être administrés, abstraction faite des circonstances qu'il est impossible de prévoir, et dans lesquelles le médecin ne peut prendre conseil que de lui-même.

Voici la méthode curative qui me paraît la plus convenable contre la faiblesse et la paralysie de la vessie. Lorsqu'on s'est assuré qu'il reste de l'urine dans ce viscère, il faut l'évacuer au moyen de la sonde; ce qui doit être réitéré pendant tout le traitement aussi souvent qu'il est nécessaire. J'ai dit ci-dessus qu'il faut fixer cet instrument quand il y a paralysie ou grande faiblesse.

En général, il convient de commencer le traitement par un bain d'un instant, pour nettoyer la peau seulement; après, on donne un vomitif, si l'état des premières voies paraît l'exiger, et si les forces du malade le permettent. Après le vomitif, on fait prendre une boisson aromatique pour en soutenir les effets. S'il n'est indiqué ni de faire vomir, ni de purger, on donne des sudorifiques puissans, si le sujet n'est pas d'un tempérament sec et nerveux. Dans ce cas, le bain peut convenir, et les toniques doivent toujours être combinés avec les antispasmodiques.

A l'usage des sudorifiques continué pendant quelques jours, on substitue celui des toniques combinés avec les fondans, et on donne en même tems ou après les eaux minérales sulphureuses prises à l'intérieur et en bain, sans négliger les injections d'eau de Balaruc, mêlée avec de la décoction d'orge ou d'une infusion aromatique. Je ne les ai blâmés que parce qu'on en fait usage trop tôt, et sans avoir détruit les causes qui rendent nuls ou de peu de durée les bons effets qu'elles peuvent produire sur la vessie.

Tous ces moyens même étant bien administrés, pourraient devenir inutiles, si l'on négligeait les secours de l'hygiène et ceux du régime. Il est absolument nécessaire de favoriser et de soutenir leur action par un exercice modéré, par des alimens légers et succulens, et surtout par du bon vin pris en petite quantité.

C'est le matin, un peu avant le déjeûner, qu'il faut se livrer à l'exercice dans un lieu bien exposé, l'air étant sec. S'il était froid, il suffirait d'être bien vêtu pour s'y exposer sans inconvénient. Il n'est pas inutile d'indiquer les exercices auxquels il faut se livrer.

On croit en général avoir fait de l'exercice quand on s'est promené. La promenade est toujours salutaire, mais elle change peu l'état de l'économie. C'est dans les extrémités inférieures principalement qu'elle ranime la circulation. La voiture, l'équitation et les travaux qui font agir les bras et les muscles du tronc, sont beaucoup plus avantageux. Les petites secousses que l'on reçoit par l'équitation et dans la voiture, raniment la circulation dans les intestins et dans la vessie : ainsi elles contribuent puissamment à dissiper leur engouement et les embarras qui peuvent s'y être formés.

Tous les malades ne peuvent pas se livrer à ces exercices. Quelques bons effets qui puissent en résulter, il ne faut les conseiller qu'à ceux dont l'état permet qu'ils les supportent facilement. Le meilleur exercice devient nuisible, quand il cause de la fatigue.

Les frictions faites de la manière qui a été indiquée, et la promenade, sont les seuls exercices auxquels il faut se borner, en attendant que les forces permettent d'en supporter d'autres.

Il faut éviter la vie sédentaire avec autant de soin que la fatigue. Rien n'est plus propre à augmenter la faiblesse de la vessie que de rester long-tems au lit ou assis sur des siéges chauds. La vessie devient, comme on dit, paresseuse. Quand on est couché ou assis chaudement, on sent rarement le besoin d'uriner.

Les frictions et l'usage de la sonde, je le répète, doivent être continués pendant tout le traitement. Il est impossible d'en fixer le terme. Il doit être réglé sur l'état de la vessie qui se reconnaît par la manière dont se fait l'évacuation de l'urine.

On reconnaît que la vessie reprend son ressort et même qu'elle peut se vider naturellement, lorsque l'urine sort de la sonde par un jet rapide, et qu'il en passe entre cet instrument et l'urètre. Pour décider que l'usage de la sonde est inutile, il faut encore examiner, après l'avoir retirée, de quelle manière se fait l'évacuation de l'urine. Si elle se fait lentement, en petite quantité, et si le malade éprouve un sentiment de pesanteur vers le col de la vessie, ce viscère n'a pas repris tout son ressort, et la sonde est encore nécessaire. Il faut toujours la retirer de tems en tems pour la nettoyer, et ne l'introduire qu'après un certain intervalle, quand l'urine commence à couler naturellement.

Si le traitement de la faiblesse et de la paralysie de la vessie causées par les travaux du cabinet, par l'excès des plaisirs vénériens, et par la passion du jeu, diffère de celui qui vient d'être exposé, ce ne peut être que sous le rapport de l'âge et de la constitution du sujet. Le succès en est toujours plus assuré, parce qu'il est possible de supprimer la cause principale de la maladie.

Les bains et les boissons adoucissantes dont on a tant abusé dans ce cas, peuvent convenir aux hommes qui se sont livrés à l'excès des spiritueux, ainsi qu'à ceux qui ont fait un usage immodéré des boissons diurétiques.

Si les signes commémoratifs indiquent qu'il s'est fixé une humeur âcre sur la vessie, il faut, après avoir évacué l'urine et dissipé autant que possible, au moyen des boissons adoucissantes, des demi-bains, des lavemens, la douleur causée par cette humeur, chercher à la rappeler à l'extérieur par des sinapismes aux pieds, de puissans sudorifiques ou des lavemens purgatifs, par des ventouses sèches, le moxa ou un cautère sur l'endroit qui était le siége de l'éruption.

Si le malade avait été précédemment affecté de rhumatisme, le plus sûr dérivatif serait un vésicatoire appliqué sur la partie où la douleur s'était fait sentir. L'observation de Desbois-de-Rochefort, rapportée ci-dessus, prouve qu'on peut retirer le plus grand avantage du vésicatoire appliqué sur la région hypogastrique. Ce serait toujours sur cette région qu'il faudrait l'appliquer, si la tendance des cantharides à porter leur effet sur le col de la vessie ne faisait pas craindre d'exciter une nouvelle irritation dans ce viscère. Cet accident est toujours plus ou moins à craindre dans quelque endroit qu'on applique le vésicatoire; et on ne doit jamais s'y déterminer sans avoir donné les relâchans d'une manière assez étendue pour diminuer beaucoup la sensibilité naturelle de la vessie au stimulus des cantharides : on ne saurait prendre trop de précautions pour en préserver ce viscère. C'est assez dire combien est dangereuse la pratique de ceux qui donnent à l'intérieur de la teinture de cantharides pour provoquer l'évacuation de l'urine lorsque la vessie n'est pas tout à fait affectée de paralysie.

Les mêmes moyens dérivatifs conviennent lorsqu'une humeur psorique répercutée s'est fixée sur la vessie; mais si les circonstances le permettaient, il y aurait plus à espérer de réussir en donnant de nouveau la gale au malade. L'irritation excitée sur toute la peau par cette cause, serait le moyen le plus sûr de faire cesser celle qui existe à la vessie.

L'inflammation qui résulte d'une métastase sur la vessie, est ordinairement peu violente, parce qu'elle occupe toute l'étendue de ses parois. Si la vessie n'est pas très-distendue, on peut, avant d'évacuer l'urine, employer les moyens indiqués ci-dessus pour dériver l'humeur qui s'y est fixée.

Quand une humeur s'est une fois fixée sur la vessie, il est beaucoup plus à craindre qu'elle ne s'y porte de nouveau. Si l'on négligeait d'en purger toute l'économie, les mêmes accidens ne tarderaient pas à se renouveler.

Le traitement du rhumatisme, des dartres, de la gale ne peut être exposé d'une manière convenable que dans les ouvrages où il est spécialement traité de ces maladies.

Il est très-difficile de faire cesser la faiblesse et la paralysie de la vessie, quand elle a été produite par des boissons diurétiques long-tems continuées. Les toniques et les stimulans doivent être administrés dans ce cas avec une grande circonspection, et toujours de manière à ne pas porter leur action directement sur la vessie. Les boissons adoucissantes sont les seules que l'on puisse conseiller dans les premiers jours du traitement. L'usage doit en être continué aussi long-tems que les forces de l'estomac et l'état du malade peuvent le permettre.

Contre la faiblesse et la paralysie de la vessie produite par le rétrécissement de l'urètre , il n'y a rien de particulier que l'usage de la sonde continué assez long-tems pour dissiper l'obstacle.

Dans le cas de paralysie par la distension subite de la vessie, il faut, comme dans le précédent, évacuer promptement l'urine : ce qui peut suffire chez les jeunes gens, où la vessie est susceptible de reprendre aussitôt sa contractilité. Mais chez des sujets avancés en âge, ce viscère reste le plus souvent dans l'état de relâchement produit par la distension, et l'urine ne peut s'évacuer complettement que par la sonde, jusqu'à ce qu'on ait rétabli le ressort de la vessie. Il est indiqué par la nature de la maladie de fixer cet instrument dans la vessie, pour prévenir le séjour de l'urine. C'est dans cette espèce de paralysie que les moyens employés localement conviennent le mieux.

Rien n'est plus propre à rétablir le ton de la vessie et à rendre à ses fibres leur cohésion naturelle, que les demi-bains froids, l'eau à la glace sur la région hypogastrique, les frictions sur cette région et sur le périnée avec de la teinture de cantharides ou de l'alkali volatil mêlé avec de l'huile d'amandes douces, ainsi que les injections d'une infusion aromatique ou d'eau de Balaruc, mêlée avec de la décoction d'orge.

On ne doit d'abord injecter que des liquides très-peu stimulans, pour ne point s'exposer à exciter de l'inflammation, accident qui s'opposerait aux effets que l'on a intention de produire. Il faut commencer par injecter de l'eau de Balaruc avec plus de la moitié de décoction d'orge, augmenter la proportion de cette eau, si le malade n'éprouve aucune douleur, et passer ensuite à des injections plus stimulantes. Il ne faut point cependant négliger tout à fait les moyens intérieurs. Les diurétiques majeurs peuvent être donnés avec beaucoup d'avantage.

On a conseillé le vésicatoire sur le sacrum ou sur la région hypogastrique. Ses effets ordinaires sur la vessie ne sont point à redouter, lorsqu'elle est paralysée.

Quand la paralysie de la vessie a été l'effet de la commotion du cerveau, toute l'attention du médecin doit se fixer sur les moyens de prévenir les suites de cet accident. La paralysie de la vessie, dans ce cas, n'exige aucun autre soin que celui d'évacuer l'urine. Quand on le néglige, ce liquide s'accumule, distend les fibres de la vessie, et devient une nouvelle cause de paralysie. Ceci peut s'appliquer aux cas où cette maladie dépend d'une fièvre putride, ataxique ou de l'apoplexie.

La paralysie de la vessie par l'ébranlement de la moëlle épinière, n'exige que le repos et l'usage de la sonde, quand il est léger; mais il est extrêmement difficile d'en obtenir la guérison, et quelquefois on ne peut y parvenir, lorsque cet ébranlement a été assez fort pour produire aussi la paralysie des extrémités. Le célèbre Dessault employait dans ce cas trois ou quatre ventouses scarifiées, appliquées sur l'endroit qui avait reçu le coup, ou sur les parties voisines. Il en réitérait quelquefois l'application dans le même jour, suivant les forces du malade, et la continuait plusieurs jours de suite. Il se bornait aux ventouses sèches, quand la faiblesse ne permettait plus d'employer les saignées locales.

Le galvanisme et l'électricité ont été aussi employés, mais le plus souvent sans aucun fruit. Les bons effets qu'ils ont produits quelquefois, n'ont été que momentanés. Comment rétablir la sensibilité de la vessie, tant que l'affection de la moëlle épinière subsiste?

La déviation chronique de la colonne vertébrale, les contusions profondes et les fractures des vertèbres exigent des procédés qui ne peuvent être décrits que dans un traité particulier.

Contre la paralysie de la vessie, Michaëlis recommande le pétrole à la dose de quatre gouttes dans un véhicule approprié, et réitéré trois ou quatre fois par jour. Cet auteur dit avoir guéri plusieurs personnes par ce médicament continué pendant un mois ou deux.

Quelle qu'ait été la cause de la paralysie de la vessie, quand cette maladie a résisté au traitement varié qui vient d'être indiqué, je conseille le moxa, les eaux minérales prises à l'intérieur, en bains et en douches.

La paralysie du sphincter de la vessie est encore plus difficile à guérir que celle du corps de ce viscère. Ces deux paralysies peuvent exister simultanément, le sphincter n'étant composé que de la réunion des fibres qui composent la tunique musculeuse de la vessie, ce qui donne lieu à la rétention et à l'incontinence d'urine tout à la fois. Rien n'est plus facile à concevoir. La vessie et le sphincter ne pouvant se contracter, l'urine sort par son propre poids et par l'action involontaire des muscles abdominaux, ainsi que par les mouvemens du corps, sans que les malades puissent la retenir, et même sans qu'ils la sentent couler.

On a dit que l'on pouvait distinguer la paralysie de la vessie de celle de son sphincter, par la quantité d'urine qui s'évacue par la sonde; que lorsqu'il s'en évacue beaucoup, c'est la vessie qui est paralysée, et que c'est le sphincter seulement, lorsqu'il s'en évacue peu. Cette distinction est difficile à établir : les fibres du sphincter de la vessie étant une continuation de celles de son corps, il y a lieu de croire que ces deux paralysies existent rarement à des époques différentes.

Si les personnes affectées de l'incontinence d'urine, n'ont pas le soin de changer souvent de linge pour se préserver du contact de celui qui est imbibé d'urine, il leur survient aux parties génitales et aux cuisses des boutons érésipélateux avec cuisson, des ulcérations sinueuses, avec épaississement et racornissement de la peau du scrotum, et quelquefois il se forme sur ces parties des couches de matière lithique.

L'incontinence d'urine chez les vieillards, ainsi que chez les enfans, peut dépendre d'un excès d'irritabilité de la vessie, d'où il résulte que ce viscère expulse l'urine avec une force à laquelle le sphincter ne peut résister, quoique jouissant de sa contractilité naturelle.

Cet excès d'irritabilité chez les vieillards, peut être produit par une humeur rhumatismale, herpétique, psorique ou arthritique fixée sur la vessie. Chez les enfans, il ne peut dépendre que d'une disposition constitutionnelle.

Quand l'incontinence d'urine dépend d'un excès d'irritabilité produit par une humeur fixée sur la vessie, il faut d'abord donner des boissons adoucissantes, faire des injections de la même espèce, et ensuite chercher à dériver cette humeur par les moyens indiqués ci-dessus.

Dans le second volume des Observations de médecine de Londres, on lit qu'une incontinence d'urine produite par la paralysie du sphincter de la vessie, fut guérie par l'application d'un vésicatoire sur l'os sacrum. Je ne puis citer aucun autre exemple. La guérison de cette espèce de paralysie est en général très-difficile à obtenir.

Pour diminuer l'incommodité de l'incontinence d'urine, on a conseillé un bandage et une machine qui seraient de nouvelles incommodités, et qui de plus ne sont pas sans d'autres inconvéniens. Il n'y en a aucun à porter un urinal de taffetas gommé et imperméable, contenant une éponge.

Il est très à craindre que la paralysie de la vessie, par la vieillesse, ne se renouvelle, parce que sa cause subsiste et qu'elle devient de jour en jour plus puissante.

Voici les précautions qui me paraissent les plus propres à prévenir le retour de cette maladie :

Éviter l'air froid et humide, et avoir soin d'être toujours bien vêtu.

Ne point faire usage des farineux et autres alimens difficiles à digérer, ni des spiritueux de manière à en abuser.

Ne point rester trop long-tems au lit, surtout dans un lit chaud.

Se livrer à un exercice modéré, et se faire

faire des frictions sèches sur la région hypogastrique et sur les parties voisines de cette région.

Éviter les assemblées nombreuses, les travaux qui exigent une grande application, et tout ce qui peut empêcher d'obéir au besoin d'uriner aussitôt qu'il se fait sentir.

BIBLIOTHÈQUE ROYALE I

FIN.